PUBLICATIONS DU *PROGRÈS MÉDICAL*

DE QUELQUES PHÉNOMÈNES CONSÉCUTIFS

AUX

CONTUSIONS DES TRONCS NERVEUX

DU BRAS

ET A DES

LÉSIONS DIVERSES DES BRANCHES NERVEUSES DIGITALES

(ÉTUDE CLINIQUE)

AVEC

quelques considérations sur la distribution anatomique des nerfs collatéraux des doigts

PAR

LE Dr J. CH. AVEZOU

Ancien interne en médecine et en chirurgie des hôpitaux de Paris,
Médaille de bronze de l'Assistance publique.
(INTERNAT 1875-1879)

PARIS

Aux bureaux du PROGRÈS MÉDICAL ; V. A. DELAHAYE et Cie, Libraires-Éditeurs
6, rue des Écoles, 6.   23, Place de l'École-de-Médecine.

1879

DE QUELQUES PHÉNOMÈNES CONSÉCUTIFS

AUX

CONTUSIONS DES TRONCS NERVEUX

DU BRAS

ET A DES

LÉSIONS DIVERSES DES BRANCHES NERVEUSES DIGITALES

DE QUELQUES PHÉNOMÈNES CONSÉCUTIFS

AUX

CONTUSIONS DES TRONCS NERVEUX

DU BRAS

ET A DES

LÉSIONS DIVERSES DES BRANCHES NERVEUSES DIGITALES

(ÉTUDE CLINIQUE)

AVEC

quelques considérations sur la distribution anatomique des nerfs collatéraux des doigts

PAR

LE Dr J. CH. AVEZOU

Ancien interne en médecine et en chirurgie des hôpitaux de Paris,
Médaille de bronze de l'Assistance publique.
(INTERNAT 1875-1879)

PARIS

Aux bureaux du PROGRÈS MÉDICAL ; V. A. DELAHAYE et Cⁱᵒ, Libraires-Éditeurs
6, rue des Écoles, 6.   23, Place de l'École-de-Médecine.
1879

DE QUELQUES PHÉNOMÈNES CONSÉCUTIFS

AUX

CONTUSIONS DES TRONCS NERVEUX

DU BRAS

ET A DES

Lésions diverses des branches nerveuses digitales

INTRODUCTION

Ayant eu, dans le cours de notre internat, l'occasion d'observer un certain nombre de cas de lésions traumatiques, anciennes ou récentes, des nerfs du membre supérieur, nous avons conçu la pensée de faire sur ce sujet notre thèse inaugurale.

Il semble au premier abord qu'il n'y ait plus rien à dire sur une question qui a été étudiée avec le plus grand soin, au double point de vue expérimental et clinique, par M. Letiévant, de Lyon (1), et surtout par un chirurgien américain, M. Weir Mitchell (2), de

---

(1) Letiévant. *Traité des sections nerveuses.* Paris, 1873.
(2) Weir Mitchell. *Des lésions des nerfs et de leurs conséquences.* Traduction Dastre. Paris, 1874.

AVEZOU.   1

Philadelphie. En dehors des ouvrages de ces deux chirurgiens, qui sont, pour ainsi dire, devenus classiques, différents auteurs se sont attachés à décrire plus particulièrement certains phénomènes consécutifs aux lésions traumatiques des nerfs.

C'est ainsi que Mougeot (1867), M. Couyba (1871), M. Porson (1873) et bien d'autres encore ont spécialement appelé l'attention sur les troubles trophiques qu'amènent les lésions nerveuses. D'autres monographies intéressantes sont consacrées à l'étude des troubles de la sensibilité et du mouvement ; on peut même dire que les paralysies des nerfs mixtes du bras, radial, cubital, médian, sont très-bien connues depuis ces dernières années.

Il ne pouvait donc entrer dans notre plan d'entreprendre une étude détaillée et didactique de tous les accidents que peuvent entraîner les nombreuses variétés de lésions traumatiques des nerfs du bras. Cette manière de procéder aurait exigé de trop longs développements, en même temps qu'elle aurait nécessité des redites ennuyeuses et sans intérêt sur les points déjà élucidés.

Il nous a paru plus simple, pour limiter notre sujet, d'éliminer les différentes parties sur lesquelles nous n'avions rien de nouveau à signaler, et d'insister plus longuement sur les phénomènes peu connus, ou du moins incomplétement décrits jusqu'à ce jour.

Dans ce but, nous avons volontairement laissé de côté les sections complètes des nerfs avec leurs conséquences éloignées. La partie clinique de ce travail comprendra uniquement les diverses variétés de contusions des troncs nerveux du membre supérieur, et

les lésions diverses des branches nerveuses des extrémités digitales, avec les accidents que nous avons vus
survenir à la suite.

Dans l'énumération et l'analyse de ces accidents,
nous ferons également un choix. Ainsi tout le monde
sait que les plaies contuses des nerfs, surtout celles
qui se compliquent de la présence d'un corps étranger, que les écrasements des doigts, toujours accompa-
gnés d'arrachement, d'attrition ou de broiement des
rameaux nerveux, amènent assez fréquemment le
tétanos. Nous ne parlerons pas de cet accident redou-
table.

L'épilepsie de cause traumatique a très-souvent aussi
pour point de départ l'irritation d'un nerf périphérique, ainsi que l'a démontré M. Brown-Séquard dans
un mémoire bien connu (1). Nous ne nous en occuperons pas davantage.

Dans l'étude des contusions des nerfs du bras, nous
chercherons surtout à mettre en relief les accidents qui
se produisent d'abord dans la sphère de distribution
du nerf lésé, et ceux qui surviennent plus tard en
dehors de cette sphère soit dans le voisinage, soit à
distance. Cependant nous serons très-bref sur la
question des troubles nerveux réflexes, bien souvent
dus à une névrite ascendante, qui se développent dans
les organes viscéraux et dans le membre du côté
opposé, troubles réflexes sur lesquels divers observateurs, MM. Charcot, Weir Mitchell, Brown-Séquard,
Hayem, Vulpian, Verneuil, etc., ont tout d'abord
appelé l'attention.

---

(1) Brown-Séquard. *Bulletin de l'Académie de médecine*, 1869.

Il est une partie de notre thèse sur laquelle nous nous étendrons plus volontiers, parce qu'elle a été bien moins étudiée jusqu'ici : c'est celle qui a trait aux accidents, parfois redoutables, qui se montrent à la suite de lésions, en apparence fort bénignes des extrémités digitales. Nous verrons en effet que de simples piqûres, des morsures ou des écrasements des doigts, quelquefois de simples panaris sous-épidermiques, de petites tournioles sans importance apparente exercent un retentissement très-fâcheux sur le système nerveux périphérique.

Mais, avant d'aborder le côté purement clinique des lésions traumatiques des nerfs du membre supérieur, nous désirons rappeler brièvement les dispositions anatomiques que présentent les nerfs cutanés de la main et des doigts. Nous nous proposons de rechercher si les phénomènes qui suivent immédiatement les lésions traumatiques du nerf médian, du nerf radial, du nerf cubital, et principalement les signes tirés de l'état de sensibilité de la peau, concordent dans tous les cas avec la description anatomique des nerfs de la main et des doigts, telle que l'a donnée M. Gustave Richelot, agrégé de la Faculté, dans son mémoire sur la *distribution des nerfs collatéraux des doigts* (1), et telle qu'elle paraît généralement adoptée aujourd'hui.

Dans ce chapitre consacré à l'anatomie, nous citerons les faits personnels de section nerveuse complète que nous avons observés : en rapprochant ces faits de

---

(1) *Archives de physiologie.* Mars-Avril, 1875, 2ᵉ série, T. II. p. 177.

ceux qu'invoque M. Richelot, à l'appui de sa description, et de ceux qui sont mentionnés dans différents recueils, nous examinerons jusqu'à quel point on peut adopter une distribution constante et uniforme pour les nerfs cutanés de la main et des doigts.

Ainsi notre travail se divise en deux parties bien distinctes : la première comprend quelques considérations anatomiques, appuyées sur la pathologie ; dans la seconde les accidents consécutifs aux contusions des troncs nerveux du bras et à des lésions multiples des extrémités digitales, sont étudiés au point de vue clinique exclusivement.

Après cette exposition sommaire du sujet, nous tenons à remercier particulièrement notre maître M. Blum, qui a bien voulu nous aider de ses conseils et nous communiquer des notes précieuses. C'est sous la direction de ce maître obligeant que nous avons fait la plupart de nos recherches.

Nous prions également M. le professeur Richet, qui nous a fortement encouragé à suivre cette voie, et qui nous a toujours témoigné la plus grande bienveillance, d'agréer l'expression de notre reconnaissance.

PREMIÈRE PARTIE

CHAPITRE I

Nerfs collatéraux des doigts.

Dans quelle mesure les faits pathologiques concordent-ils avec les descriptions anatomiques des nerfs collatéraux des doigts ?

Les livres classiques d'anatomie, Cruveilhier, Sappey dans sa deuxième édition, enseignaient que la peau de la face dorsale des doigts recevait tous ses rameaux nerveux du radial pour le pouce, l'index et la moitié externe du médius, du cubital pour la moitié interne du médius, l'annulaire et le petit doigt. Ces auteurs mentionnaient cependant quelques anastomoses à l'extrémité des doigts entre les rameaux collatéraux palmaires et les rameaux collatéraux dorsaux. M. Charles Robin (1) le premier avait signalé ces anastomoses entre les nerfs collatéraux dorsaux et palmaires, qui, disait-il, se réunissent et se confondent sans qu'il soit possible de les suivre jusqu'à leur épuisement.

Longet (2) avait avancé que les nerfs collatéraux palmai-

---

(1) *Journal d'anatomie et de physiologie.*
(2) Longet. *Anat. et physiol. du système nerveux,* T. I, p. 856.

res fournis par le nerf médian se divisent un peu au-dessous
de l'articulation métacarpo-phalangienne en deux rameaux,
l'un dorsal, l'autre palmaire. Quant aux nerfs collatéraux
dorsaux, ils ne mesurent pas toujours d'après lui toute la
longueur du doigt médius. « Dans ce cas, dit-il, ils sont en
partie remplacés par des rameaux dorsaux provenant en
partie des collatéraux palmaires. Au reste ils se comportent
en général d'une manière uniforme ; ils fournissent à la
peau de la face dorsale du doigt des filets qui ne s'anasto-
mosent pas entre eux ; leurs rameaux terminaux s'épuisent
sur le dos de la dernière phalange et peuvent être suivis
jusqu'au point d'implantation des ongles. »

Cette description est un peu plus complète, mais elle a le
tort de manquer d'une précision absolue.

Plus tard Arloing et Tripier (1), dans leur étude sur la
sensibilité des nerfs de la main, en démontrant la persistance de la sensibilité, après la section d'un des nerfs du
membre supérieur dans quelques points placés sous la dépendance du nerf divisé, indiquèrent que cette *sensibilité
récurrente* ou *suppléée* devait se produire par un système
d'anastomoses.

Dans la deuxième édition de son *Traité d'anatomie* (1871),
M. Sappey écrivait à propos de ces anastomoses, t. III, p. 431 :
« Pour juger du nombre et de l'importance de ces anastomoses chez l'homme, j'ai excisé les téguments de la paume
de la main et de chacun des doigts sur leur partie médiane ;
j'ai ensuite détaché complétement la peau avec les nerfs
qui s'y rendent ; puis l'étalant sur une plaque de liége, et
suivant chacun de ces nerfs jusqu'à leur terminaison, j'ai
pu observer des anastomoses très-évidentes entre les nerfs
collatéraux du même côté, c'est-à-dire entre le radial et le
médian, entre le radial et le cubital, entre la portion dorsale de ce dernier tronc et sa portion palmaire. Les plus
remarquables sont celles qui répondent à la racine des
doigts et celles qui ont lieu sur les côtés de la dernière pha-

---

(1) *Archives de physiologie*, 1869.

lange. Indépendamment de ces échanges réciproques qui se font entre les nerfs collatéraux du même côté, il est d'autres anastomoses qui unissent les deux collatéraux dorsaux et les deux collatéraux palmaires ; mais celles-ci sont rares et extrêmement déliées. »

En étudiant les troubles de la sensibilité dans un cas de section du nerf médian, M. Letiévant (1) trouvait plus tard que les résultats constatés étaient en opposition avec les enseignements des anatomistes.

C'est alors que différents auteurs, Henle et Bernhardt en Allemagne, M. Gustave Richelot en France, étudièrent d'une manière plus complète la distribution des nerfs collatéraux des doigts, en s'appuyant dans leurs recherches sur les faits cliniques qui semblaient infirmer l'exactitude des descriptions anatomiques adoptées.

Le travail de M. Richelot (2) contient plusieurs observations dans lesquelles les troubles de sensibilité survenus aussitôt après la section du nerf médian délimitent exactement la sphère de distribution de ce nerf.

D'après M. Richelot, voici comment il faudrait comprendre la distribution des nerfs dans les doigts de la main.

Chaque doigt reçoit quatre troncules nerveux qui en suivent les bords, deux plus volumineux à la face palmaire, deux plus grêles à la face dorsale. Les troncules palmaires viennent du cubital pour le petit doigt et le bord interne de l'annulaire, et du médian pour les autres doigts.

Les troncules dorsaux viennent du radial pour le pouce, du cubital pour le bord interne de l'annulaire et le petit doigt. Dans les autres doigts le cubital et le radial s'arrêtent à la face dorsale de la première phalange inclusivement ; ils sont remplacés sur les deux autres phalanges par des rameaux venus des troncules palmaires.

En un mot la face dorsale des deux dernières pha-

---

(1) Letiévant. *Loco citato.*
(2) Richelot. *Loco citato.*

langes de l'index, du médius et la moitié externe des deux dernières phalanges de l'annulaire reçoivent leur sensibilité du nerf médian.

Voici d'ailleurs un schème grossier qui servira à faire comprendre, mieux que toutes les descriptions, le mode de distribution du nerf médian sur les doigts :

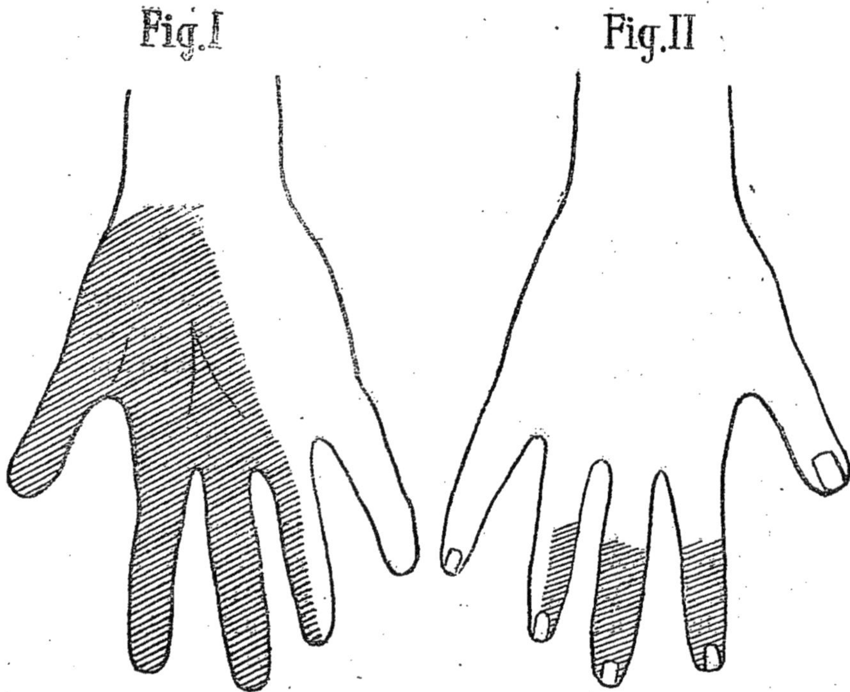

Fig. I et II. — Zône de distribution du nerf médian à la peau de la main et des doigts, d'après la description de M. G. Richelot. — (La partie ombrée représente les parties auxquelles se distribuent les filets du nerf médian.)

M. Bernhardt a publié à peu près à la même époque dans un journal allemand (1) une note qui donne des nerfs de la main et des doigts une description absolument identique à celle de M. Richelot.

---

(1) *Archiv. fur Psychiatrie und nervenkrankheiten,* vol. V, p. 555.

La description de Henle (1) ne diffère de celle des deux anatomistes précédents que par un petit point de détail. Ainsi pour Henle les collatéraux dorsaux viennent du radial pour le pouce, l'index et la moitié externe du médius, l'annulaire et le petit doigt. Dans le pouce seul les nerfs dorsaux vont jusque sous l'ongle où ils se terminent. Sur les autres doigts ils s'arrêtent à la phalange moyenne; et la troisième phalange reçoit des rameaux des nerfs collatéraux palmaires.

On voit par là qu'un seul point sépare Henle de Richelot; c'est l'innervation du petit doigt, qui, pour Henle, se fait, sur la face dorsale des deux dernières phalanges, par les seuls rameaux palmaires du nerf cubital, tandis que, d'après Richelot, le petit doigt reçoit du cubital deux collatéraux dorsaux complets, qui, comme ceux du pouce, s'étendent jusque sous l'ongle.

Depuis la publication des travaux de Henle et Richelot, les chirurgiens ont plusieurs fois eu l'occasion de vérifier si telle est bien réellement dans tous les cas la distribution des nerfs collatéraux des doigts. Parmi les observations de section d'un ou de plusieurs nerfs de l'avant-bras, qui ont été prises avec soin, et qui offrent une véritable garantie scientifique, les unes s'accordent avec l'anatomie nouvelle, les autres s'en écartent plus ou moins. Toutes ces observations nous montreront, comme on le verra plus loin, que le dernier mot n'est pas dit sur l'anatomie des nerfs de la main, ou tout au moins que les anomalies, par rapport à la description acceptée, sont assez communes.

Voyons d'abord quels sont les phénomènes qui se produisent physiologiquement après la section de l'un des nerfs du bras :

Jusque dans ces derniers temps il était admis, qu'après la section d'un nerf le bout central seul restait sensible; quant au bout périphérique on le regardait comme insensible : il n'y avait d'exception que pour les racines anté-

---

(1) Henle. *Manuel d'histologie humaine*, T. III, 2e partie, p. 499, 1873.

rieures des nerfs rachidiens et pour la plupart des nerfs crâniens. C'est ce dernier fait que Magendie désigna sous le nom de *sensibilité récurrente* (1824-39). Nous ne ferons pas ici l'historique des variations qu'a subies dans la science le phénomène de la sensibilité récurrente, bientôt oubliée, niée par Longet, et retrouvée plus tard par Claude Bernard. Pendant vingt ans, de 1840 à 1860, les physiologistes ont discuté, inventant des théories pour expliquer le retour de la sensibilité.

Il est un fait certain cependant : dans quelques cas rares, à la suite de la section complète d'un nerf, la sensibilité reparaît assez vite dans la zone innervée par le nerf sectionné. Pour ne citer que les observations les plus probantes, rappelons les deux faits rapportés par Paget : deux individus avaient eu le nerf médian complétement divisé; chez l'un et l'autre blessé la sensibilité de la face palmaire des trois derniers doigts reparut dans l'espace de quelques jours.

L'observation publiée en 1867 par M. le professeur Richet est certainement la plus démonstrative : le blessé avait une section complète du nerf médian à la suite d'une plaie contuse située au-dessus du poignet : vingt-quatre heures après l'accident, la sensibilité existait dans toutes les parties de la main, à l'exception des deux dernières phalanges de l'index. La suture des deux bouts du nerf divisé ne changea rien à l'état de la sensibilité.

M. Leudet (de Rouen) a publié un fait à peu près analogue.

Ces faits de rétablissement rapide de la sensibilité après la section d'un nerf sont donc incontestables. Mais ils constituent l'exception.

Dans les cas de sections nerveuses les choses ne se passent pas habituellement de la même façon. La sensibilité récurrente, ou mieux la *sensibilité suppléée*, comme l'appelle M. Letiévant, ne se développe pas avec une pareille rapidité dans l'immense majorité des cas.

Il est d'ailleurs facile de comprendre que la section de l'un des trois principaux troncs nerveux de l'avant-bras ne peut pas servir à l'étude de l'anatomie des branches nerveuses collatérales des doigts, dans les cas où l'on observe, peu de temps après l'accident, des phénomènes bien nets de sensibilité récurrente. Ainsi le cas de M. le professeur Richet, que nous avons déjà cité, et dans lequel la sensibilité, vingt-quatre heures après la section du médian, existait sur toutes les parties de la main et des doigts, excepté sur la face palmaire des deux dernières phalanges de l'index, ne saurait fournir une notion complète sur la distribution du nerf médian aux doigts. Mais si nous retournons la proposition, il nous est permis de dire avec une certitude presque absolue, que toutes les fois que l'on constate, dans une zone donnée, une abolition plus ou moins complète de la sensibilité, survenue immédiatement ou bien quelques heures après la section ou la contusion violente d'un nerf, cette zone devenue insensible recevait dans toute son étendue des filets sensitifs du nerf sectionné ou contus. Car, même en admettant dans ces cas que la sensibilité récurrente ou suppléée ait déjà exercé son action sur quelques points, on est forcé de reconnaître que tous les points restés insensibles sont sous la dépendance du nerf lésé. Tout au plus aurait-on le droit de supposer, en invoquant la sensibilité récurrente, que les filets du nerf sectionné s'étendent au delà de la zone restée insensible.

Nous savons très-bien qu'il est parfois difficile en clinique de noter exactement chez certains malades l'état de la sensibilité cutanée, surtout de la sensibilité au toucher. Souvent en effet les malades donnent des renseignements incomplets. Aussi nous abstiendrons-nous de faire entrer les cas douteux en ligne de compte.

Ces explications préliminaires étant données, étudions maintenant à l'aide des faits pathologiques la distribution des nerfs collatéraux des doigts.

Toute lésion traumatique du nerf médian qui déterminera une insensibilité absolue ou relative, non-seulement sur la face palmaire du pouce, de l'index, du médius et de la moitié externe de l'annulaire, mais encore sur la face dorsale des deux dernières phalanges de l'index, du médius et de la moitié externe de l'annulaire, prouvera en faveur de l'exactitude de la description qu'a donnée M. Gustave Richelot.

Les faits cliniques qui confirment ces nouvelles données anatomiques sont assez nombreux. M. Richelot a donné une courte analyse des principaux dans une note parue dans l'*Union médicale* (25 septembre 1877). Nous citerons en première ligne une intéressante observation que M. le Dr Henriet, aujourd'hui prosecteur des hôpitaux, recueillit en 1874, à l'hôpital des cliniques dans le service de M. le professeur Broca :

OBSERVATION I.

Paralysie traumatique du nerf médian. — Insensibilité sur la face dorsale des deux dernières phalanges de l'index, du médius et de la moitié externe de l'annulaire, par Henriet. (In Tribune médicale, 1874-75, t. VII, p. 87.)

X..., âgé de 16 ans, travaillant dans une imprimerie, eut le 2 février 1874 l'avant-bras pris dans une machine qui lui comprima fortement le poignet d'avant en arrière ; il en résulta une violente contusion qui ne donna lieu d'ailleurs à aucun accident local. Mais le blessé s'aperçut bien vite qu'une grande partie de la main était devenue insensible. Dans les quinze premiers jours, raconte-t-il, toute la paume de la main était engourdie ; il n'avait conscience que par leur poids des objets qu'on y plaçait.

Lorsqu'il entra le 7 mars à l'hôpital des Cliniques, dans le service de M. Broca, voici dans quel état on trouva la sensibilité :

Face palmaire : anesthésie complète sur le pouce, l'index, le médius et la moitié externe de l'annulaire, sauf à l'extrémité même de ce dernier doigt, qui offrait sur toute sa largeur des traces de sensibilité. Toute la paume de la main était sensible.

Face dorsale : anesthésie sur l'index, le médius et la moitié externe de l'annulaire, mais nettement limitée aux dernières phalanges, la première phalange de ces doigts avait conservé toute sa sensibilité normale, aussi bien que le reste de la face dorsale de la main.

Cette anesthésie fut d'assez longue durée. Ce ne fut que vers la fin d'avril que la sensibilité reparut lentement, du centre à la périphérie, et elle ne fut complétement rétablie que dans les premiers jours de juin.

Dans le cas précédent la sensibilité suppléée n'a joué pour ainsi dire aucun rôle, immédiatement après l'accident. Le retour de la sensibilité par les fibres récurrentes des physiologistes ne s'est effectué que quelques mois après l'accident. Cette observation rentre dans la catégorie la plus commmune. Elle représente le type ordinaire des accidents observés, au point de vue des troubles de la sensibilité, à la suite d'une lésion traumatique grave de l'un des nerfs du bras.

Les deux observations suivantes, qui sont également démonstratives, ont trait, la première à une résection du nerf médian pour un névrôme, la seconde à une section accidentelle du même nerf au-dessus du poignet.

OBSERVATION II.

Résection du nerf médian au bras pour un névrôme. — Après l'opération, sensibilité nulle sur la face dorsale des deux dernières phalanges du médius et de l'index. (Nélaton. In *Gazette des Hôpitaux*, 1866.)

Une femme, âgée de 24 ans, portait un névrôme à la partie interne et supérieure du bras gauche. Elle ressentait dans le pouce, l'index et le médius des douleurs très-vives et accompagnées de crises nerveuses.

« Le 24 avril 1863, M. Nélaton extirpa le névrôme et sutura les deux extrémités du nerf sectionné.

» L'opération terminée, M. Nélaton voulut étudier les mouvements et la sensibilité des doigts. La malade fit plier facilement l'annulaire et l'auriculaire, mais elle ne put faire remuer l'index et le médius ; quant au pouce, les mouvements étaient nuls.

» En passant un ruban sur les dernières phalanges du pouce, de l'index et du médius, la malade dit ne ressentir aucune sensation : il y avait donc une paralysie complète du sentiment et du mouvement dans les parties auxquelles se distribue le nerf médian.

» L'opération avait été faite le mardi ; le samedi suivant la malade se plaint d'avoir beaucoup souffert la veille dans le pouce, l'index et le médius. Voici ce que l'examen de la main fit reconnaître : flexion très-facile des quatrième et cinquième doigts, flexion très-légère de l'index et du médius ; mais impossibilité de faire opposer le pouce. En passant un morceau de papier sur les doigts, on remarque qu'il n'y a aucune sensibilité sur le trajet des nerfs collatéraux palmaires du pouce, de l'index et du médius.

» *Pour les collatéraux dorsaux, sensibilité nulle pour les deux dernières phalanges, et sensibilité conservée sur la première phalange; à la partie externe du pouce un peu plus de sensibilité.*

» On essaye d'enlever quelques fils; mais les moindres mouvements qu'on leur imprime donnent lieu à des douleurs très-vives, et à une contraction de l'index et du médius. On est obligé de chloroformer la malade; les fils furent coupés au-dessous des anneaux de Galli; une des anses ne put être retirée; un fragment se perdit dans la plaie.

» La malade fut revue le mardi suivant, sept jours après l'opération; elle avait cessé de souffrir depuis le dimanche; elle put exécuter facilement et rapidement des mouvements de flexion des trois doigts auxquels se distribue le nerf médian, et de plus faire opposer le pouce avec l'index et le médius. »

M. Houel a revu la malade un an après; elle était en pleine possession de tous les mouvements de la main et des doigts.

Faisons remarquer en passant que, sur la face dorsale du pouce, la sensibilité était diminuée dans sa partie interne, ce qui semble indiquer que, dans ce cas particulier, le nerf médian envoyait des filets à la partie interne de la face dorsale de ce doigt. Cruveilhier a d'ailleurs décrit des filets sous-unguéaux venus du nerf médian; et M. Richelot a aussi signalé dans un cas la présence sur la face dorsale du pouce d'un collatéral dorsal émané du médian.

OBSERVATION III.

Section accidentelle du nerf médian au-dessus du poignet. — Abolition de la sensibilité dans la zone classique de distribution sur la face palmaire de la main, ainsi que sur la face dorsale des deux dernières phalanges de l'index et du médius. (Letiévant. — *Traité des sections nerveuses*, page 11.— Paris, 1873.)

Claude Belliard, plâtrier, âgé de 15 ans, tombe, le 7 décembre 1868, dans un escalier, en portant des bouteilles à la main. Un fragment de verre lui fait une large coupure à 2 centimètres au-dessus de la face antérieure du poignet.

Un médecin appelé constate la section de quelques tendons et du nerf médian ; il pratique la suture des lèvres de la plaie et fait un pansement compressif. La réunion immédiate ne se fit point.

Le 17 décembre, 10e jour de l'accident, le malade entre à l'Hôtel-Dieu de Lyon.

Sa plaie béante mesurait 6 centimètres dans le sens transversal. Ses lèvres étaient écartées de 5 millimètres à la partie radiale ; de 12 à 15 millimètres au bord cubital.

J'observais ce malade le 4 janvier 1869, 28e jour de l'accident. Il avait conservé les mouvements des trois derniers doigts de la main. L'index se fléchissait dans sa première phalange sur le métacarpien correspondant, non dans les deux autres. J'attribuais l'absence de ces derniers mouvements à la section des tendons fléchisseurs.

Le pouce possédait l'abduction et la flexion, excepté la flexion de sa dernière phalange que la division du tendon du fléchisseur propre rendait impossible.

L'abduction de ce doigt était incomplète. Son opposition ne s'accomplissait pas ; la pulpe de sa phalangette ne parvenait pas à se mettre en contact parfait avec la pulpe de l'index ou du médius ; elle n'atteignait que les bords radiaux des phalangettes de ces doigts.

Comme déformation, il n'y avait encore qu'une légère inclinaison du pouce en dedans.

La sensibilité à la douleur n'existait pas aux deux dernières phalanges de l'index et du médius, ni à la face palmaire, ni à la face dorsale.

L'épingle enfoncée jusqu'au sang n'éveillait aucune sensation douloureuse. Le malade n'avait point senti une brûlure qu'il s'était faite récemment sur l'extrémité de ces deux doigts. *La face dorsale des premières phalanges de ces doigts possédait la sensibilité à la douleur, tandis que la face palmaire correspondant à ces mêmes phalanges, gardait une insensibilité très-prononcée, non absolue cependant, car quelques piqûres y étaient perçues.*

Le pouce était insensible à la face palmaire de sa dernière phalange. L'insensibilité était moins complète sur la face palmaire de la première phalange, ainsi que sur la partie de l'éminence thénar et de la paume de la main la plus voisine de la racine des trois premiers doigts.

(Il n'est rien dit de l'état de la sensibilité sur les deux faces de l'annulaire.)

Dans l'observation III, qui vient d'être rapportée, l'étude

de la sensibilité n'a été faite que le 28ᵉ jour après l'accident. C'est ce qui explique, dans une certaine mesure, pourquoi l'insensibilité à la douleur n'était pas absolue sur la face palmaire des premières phalanges de l'index ou du médius. Un retour incomplet s'était déjà effectué par l'intermédiaire des fibres récurrentes : en un mot, on notait déjà le phénomène de la *sensibilité suppléée*.

.M. Letiévant fait suivre cette observation d'une autre pour laquelle il ne donne pas de détails. Il se contente de dire que le malade a eu le nerf médian coupé accidentellement au-dessus du poignet, et *qu'il présente des symptômes tout à fait analogues au précédent*.

On peut donc en conclure que, chez ce second malade comme chez le premier, la sensibilité à la douleur était éteinte sur la face dorsale des deux dernières phalanges de l'index et du médius.

L'observation IV est encore plus nette. Les auteurs, MM. Reclus et Fourestié ont en effet recherché les troubles de la sensibilité avec un soin tout particulier, le lendemain même de l'accident. La sensibilité ne s'était d'ailleurs pas encore modifiée au 45ᵉ jour.

Observation IV.

Section accidentelle de l'artère cubitale, du nerf médian et du nerf cubital. — Abolition de la sensibilité dans la zone de distribution de ces deux nerfs. — Par MM. Reclus et Fourestié (In Union médicale, janvier 1876, page 117.)

L..., Marie, 27 ans, est entrée à la Pitié, salle Saint-Jean (service de M. Léon Labbé), le 8 février 1875. La veille, au soir, à la suite d'une querelle, elle a été lancée contre une vitre à travers laquelle elle a enfoncé la main droite. Il en est résulté une plaie transversale de l'avant-bras, d'où le sang a jailli aussitôt. Un premier pansement n'ayant pas réussi à arrêter l'hémorrhagie, elle vient, pendant la nuit, à l'hôpital, où l'on applique un bandage compressif.

Le matin, M. Labbé défait le pansement, écarte les lèvres de la plaie, et le sang jaillit aussitôt par les deux bouts de l'artère cubitale. La malade ayant été préalablement chloroformée, M. Labbé explore avec soin la plaie, qui, située à deux travers de doigt au-dessus de l'articulation du poignet, occupe les deux tiers internes de la face antérieure de l'avant-bras ; elle est taillée en biseau d'avant en arrière et de bas en haut. L'artère cubitale est complétement sectionnée, et ses deux bouts sont distants de 2 centimètres ; on les lie séparément après les avoir isolés. On lie également le bout supérieur de l'artère du nerf médian. Dès lors, la plaie est à peu près exsangue, et l'on peut s'assurer que le *nerf médian* et le *nerf cubital* sont complétement divisés, ainsi que le tendon du petit palmaire, dont on aperçoit le bout supérieur. Le fléchisseur sublime a été sectionné et le bout supérieur de son tendon est rétracté.

On réunit à l'aide d'un fil métallique les deux bouts du nerf médian et ceux du nerf cubital ; et, lorsque la malade est réveillée, on étudie l'état de sensibilité de la main.

Face dorsale. La sensibilité est très-nette sur la face dorsale du pouce et empiète assez notablement sur ses faces latérales.

Sur la face dorsale de l'index, la sensibilité fait complétement défaut au niveau des deux dernières phalanges, mais reparaît au niveau de la première; sur les parties latérales de cette dernière phalange, il y a bien sensation de contact, mais non sensation douloureuse.

Sur la face dorsale du médius, la sensibilité fait également défaut au niveau des deux dernières phalanges, mais reparaît au niveau de la première ; toutefois, la sensation de contact gagne un peu plus sur les parties latérales de la première phalange, aussi bien sur le bord externe que sur le bord interne.

On retrouve une insensibilité complète sur la face dorsale des deux dernières phalanges de l'annulaire ; mais sur la première phalange, les douleurs que provoque la piqûre sont plus intenses que sur les autres doigts.

Toute la face dorsale du petit doigt est sensible.

En résumé, sur la face dorsale de la main, la sensibilité est partout conservée, sauf *sur les deux dernières phalanges de l'index, du médius et de l'annulaire.*

Face palmaire. L'exploration de cette région est très-difficile, car les mouvements de la main et surtout les mouvements de supination sont très-douloureux. On peut constater cependant que la partie externe de l'éminence thénar est sensible, et que cette sensibilité descend sur le côté externe du pouce ; il y aurait même sensation de contact sur la face antérieure des deux phalanges du pouce.

Le côté interne de l'éminence hypothénar est sensible, mais

à un moindre degré que la partie correspondante de l'éminence thénar.

Partout ailleurs, la face palmaire est complétement insensible.

Le 22 mars, rien n'était changé dans l'état de la sensibilité.

Aux quatre observations qui précèdent, nous en ajouterons une cinquième que M. Richelot vient de publier lui-même dans un des derniers numéros de l'*Union médicale* (1er mars 1879, page 345). Il s'agit d'une section incomplète du nerf médian ayant amené une insensibilité absolue ou relative dans tout le territoire que M. Richelot assigne aux branches de ce nerf.

OBSERVATION V.

Plaie du nerf médian, des tendons fléchisseurs et de l'artère cubitale. — Suture des tendons et du nerf au catgut. — Par G. Richelot. (*Union médicale,* 1er mars 1879.)

Lesueur, 17 ans, entre le 15 décembre 1877 à l'hôpital de la Pitié, service de M. Verneuil. Un éclat de verre lui a fait une plaie transversale immédiatement au-dessus du poignet. Hémorrhagie primitive insignifiante. A son entrée, l'exploration permet de constater une conservation complète de la sensibilité au niveau du petit doigt, une diminution très-notable sur le médius ; intégrité au bord cubital de l'annulaire, diminution au bord radial du même doigt. Les mouvements des doigts sont conservés, sauf la flexion du médius et de l'annulaire, ce qui donne à penser que leurs tendons sont blessés. Pendant le sommeil chloroformique, on examine plus complétement la plaie, et on constate :

1° Une blessure de la cubitale ; l'éponge, en enlevant les caillots, fait partir un jet de sang artériel ; c'est d'ailleurs une simple piqûre du vaisseau. On fait une double ligature.

2° Une section complète du tendon fléchisseur de l'annulaire, une section incomplète de celui du médius dans les deux tiers de son épaisseur. On applique sur chacun d'eux une suture au catgut.

3° Une blessure du nerf médian, section incomplète du cordon nerveux. Il y a une sorte de lambeau oblique de bas en haut et d'avant en arrière. Le cinquième de l'épaisseur du nerf, au maximum, est épargné ; on a même pu se demander si les deux bouts étaient reliés encore par autre chose que le névrilème.

M. Verneuil pratique, à l'aide d'une aiguille très-fine, une ligature au catgut, et fait la coataption aussi exactement que possible. Une attelle plâtrée maintient les doigts demi-fléchis.

Le samedi 15 et le lendemain, la malade éprouve un peu de douleur dans la plaie et dans les doigts; cette douleur devient plus vive dans la nuit du dimanche au lundi; l'appétit est conservé. Le 17, l'exploration de la sensibilité avec l'épingle donne les résultats suivants :

Auriculaire : conservation absolue.

Annulaire : *face palmaire*, intégrité sur la moitié interne, diminution sur la moitié externe; *face dorsale*, intégrité partout.

Médius : *face palmaire*, suppression complète; *face dorsale*, deuxième et troisième phalanges, grande diminution.

Index : *face palmaire*, grande diminution; *face dorsale*, deuxième et troisième phalanges, diminution.

Pouce : *face palmaire*, grande diminution; *face dorsale*, intégrité (radial).

Le creux palmaire et la face dorsale des premières phalanges n'ont pu être explorés, à cause de l'attelle. Les principaux faits à noter sont : la conservation relative de la sensibilité sur la face palmaire de l'index et du pouce, sur la face dorsale du médius et de l'index, et d'autre part sa perte absolue sur la face palmaire du médius.

Citons encore une observation assez curieuse que M. le Dʳ Putnam présenta au mois de novembre 1876 à la *Société des sciences médicales de Boston*. Ce cas est rapporté avec de nombreux détails dans le *Boston medical and surgical journal* (1877, vol. 1, pages 175 et 333). Il s'agit d'un individu qui avait eu le nerf médian et le nerf cubital entièrement sectionnés au niveau du poignet. M. Putnam examina plusieurs fois avec soin chez son blessé l'état de la sensibilité sur la main et les doigts. L'anesthésie était complète sur toute l'étendue de la face palmaire des doigts, sauf sur la face palmaire de la première phalange du petit doigt. M. Putnam suppose que cette phalange était innervée par la branche dorsale du cubital, qui se détache du tronc au-dessus du poignet, et qui n'avait pas été comprise dans la blessure. En effet, toute la face dorsale et les faces latérales du petit doigt avaient conservé leur sensibilité normale.

Sur la face dorsale des autres doigts la zone d'anesthésie comprenait la troisième phalange de l'index et les deux dernières phalanges du médius et de l'annulaire.

Après avoir raconté l'histoire de son malade, M. Putnam ajouta que les phénomènes observés concordaient avec la description de M. Richelot sur les nerfs collatéraux des doigts.

Il y a pourtant une légère variante qui frappe tout d'abord à la lecture de cette observation : indépendamment de la sensibilité incomplète constatée sur la première phalange du petit doigt, on voit que la face dorsale de la deuxième phalange de l'index est innervée dans ce cas, non par le médian, mais par le radial.

Aussi M. Webber, qui prit la parole après M. Putnam, se garda-t-il d'adopter intégralement les conclusions de son collègue. M. Webber estime qu'il y a des variantes, selon les individus, dans le mode de distribution du nerf médian et du nerf cubital aux doigts.

Mais nous nous associons très-volontiers aux réserves exprimées par le chirurgien de Boston, car nous allons prouver par des faits, au moins aussi concluants que les précédents, que les nerfs collatéraux des doigts ne répondent pas toujours aux dispositions que leur ont assignées M. G. Richelot, en France, MM. Bernhardt et Henle, en Allemagne.

Résumons d'abord une observation de lésion du nerf méidan, publiée en 1875 par M. Webber, postérieurement au travail de M. Richelot.

OBSERVATION VI.

Cas de lésion du nerf médian ; distribution de ce nerf aux doigts,
par M. Webber. (The Boston médical and surgical journal.
Décembre 1875, vol. II, p. 631.)

Jean S..., cordonnier, travailla très-fortement à coudre des bottes pendant toute la journée du samedi. Lorsqu'il se leva le dimanche matin, il s'aperçut qu'il ne pouvait plus mouvoir sa main droite : en même temps il éprouvait des douleurs dans la paume de la main et dans les doigts. Pendant la nuit il avait dormi profondément; il ne put pas dire dans quelle position était sa main lorsqu'il se réveilla. Le lundi matin il se rendit au dispensaire de M. Webber. Il éprouvait des picotements et des élancements assez analogues à ceux que l'on ressent à la suite d'un choc sur le coude. Les douleurs et les élancements siégeaient sur les deux tiers externes de la paume de la main, sur la face palmaire du pouce, de l'index et du médius, et sur la moitié externe de la face palmaire de l'annulaire. Le malade éprouvait la même sensation sur la face dorsale des deux dernières phalanges de l'index et du médius. Rien sur la face dorsale de l'annulaire.

A l'avant-bras les douleurs suivaient le trajet du nerf médian.

On avait donc affaire à une lésion du nerf médian, produite probablement par la compression du tronc pendant la nuit, et l'analyse des symptômes montrait que, dans ce cas, le nerf médian ne se distribuait pas du tout à la face dorsale de l'annulaire.

Le fait suivant emprunté à M. Durham, et traduit du *Medical Times and Gazette*, montre que, chez un homme de 43 ans, qui s'était coupé le nerf médian au-dessus du poignet, ce nerf fournissait des filets à la face dorsale de la deuxième phalange du pouce et de la troisième de l'annulaire.

OBSERVATION VII.

Paralysie de toute la distribution du nerf médian après une blessure du poignet. — Abcès axillaires. — Diminution mais non abolition de la sensibilité sur la face dorsale de la seconde phalange du pouce, des deux dernières de l'index et du médius et de la dernière de l'annulaire, par M. Durham. (*Medical Times and Gazette*, 26 février 1876, p. 225.)

James D..., âgé de 43 ans, sommelier, entre le 1er mars 1875. Il y a trois mois cet homme, qui avait toujours été bien portant jusque là, se blessa au poignet en fermant une fenêtre, ce qui le détermina à venir se faire traiter à cet hôpital. A la partie antérieure du poignet droit, on voit une cicatrice triangulaire étendue transversalement à presque tout ce côté du poignet. Les mouvements du poignet se font sans grande difficulté et le malade peut étendre et fléchir les doigts, mais pas aussi bien qu'avant l'accident. La sensibilité sur la distribution du nerf médian de la main droite est à peu près perdue : là, sur la face palmaire la sensibilité est à peu près absente, sur le pouce, l'index, et sur le doigt médius, ainsi que sur les portions correspondantes de la main. Au côté radial du

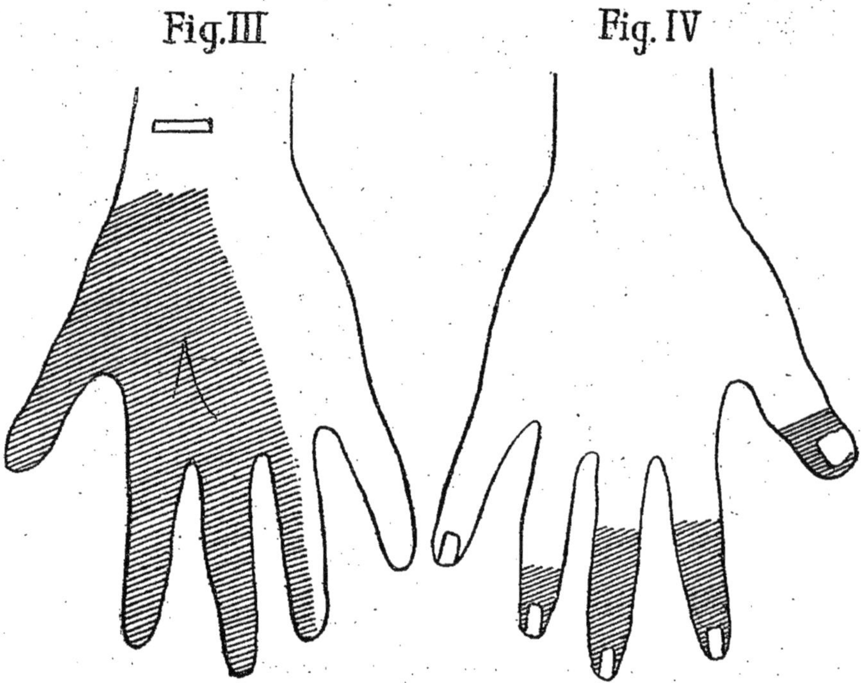

Fig. III et IV. — Lésion du nerf médian au poignet (observation VII). Les troubles de la sensibilité sur les deux faces de la main et des doigts sont marqués par la teinte ombrée.

doigt annulaire il y a de la diminution de la sensibilité, tandis que sur le côté cubital du même doigt, sur tout le petit doigt, et sur la partie correspondante de la paume de la main, la sensibilité est normale. A la face dorsale la sensibilité paraît normale sur toute la main et sur tout le petit doigt, sur le pouce jusqu'à la dernière phalange, sur l'index et le doigt médius jusqu'à la seconde phalange, et sur l'annulaire jusqu'à la troisième : *sur la dernière phalange du pouce, les deux dernières de l'index et du médius et la dernière de l'annulaire, la sensibilité est considérablement diminuée, mais non entièrement perdue.*

Les figures III et IV indiquent la perte relative de la sensibilité sur les deux faces de la main et des doigts.

1er avril. Le malade quitte l'hôpital après avoir eu un abcès à chaque aisselle. La sensibilité est un peu revenue dans les parties qui sont innervées par le nerf médian.

Il n'y a pas dans l'observation VII place pour l'équivoque. Comment admettre la diminution de la sensibilité sur la face dorsale du pouce et de l'annulaire, si, dans le cas particulier, le nerf blessé n'allait pas se distribuer à tous ces points devenus partiellement insensibles, comme la face dorsale des deux dernières phalanges de l'index et du médius?

La sensibilité a été étudiée le lendemain même de l'accident, c'est-à-dire à un moment où la sensibilité suppléée ne pouvait encore avoir modifié sérieusement l'état des parties auxquelles va se distribuer le nerf médian.

Il faut donc admettre que nous avons affaire dans ce cas à une variété de distribution du nerf médian.

On trouve dans les *Transactions of the collège of physicians* de Philadelphie 1876 (1), une observation de section du nerf médian faite par le chirurgien lui-même. La face dorsale de la main dans sa moitié externe, ainsi que la face dorsale du pouce, de l'index, du médius et de la moitié externe de l'annulaire avaient perdu la sensibilité en tout ou en partie.

Weir Mitchell cite ce cas comme un bel exemple de la variété de distribution du nerf médian chez les différents individus.

Au même titre que les lésions traumatiques du nerf médian, des lésions du nerf cubital ou de l'une de ses branches peuvent servir à étudier l'anatomie des nerfs de la main et des doigts. C'est ainsi qu'il nous a été donné d'observer dans le service de M. le professeur Richet un jeune garçon mar-

---

(1) Weir Mitchell. *Injuries of nerves.*

chand de vins qui s'était fait avec un tesson de bouteille une plaie à la partie interne de la paume de la main. La branche palmaire superficielle du cubital était divisée, et cette lésion détermina des troubles de la sensibilité fort curieux.

D'abord la sensibilité au contact, à la douleur, à la température, restait abolie dans toute l'étendue de la face palmaire du petit doigt et de l'annulaire. Preuve que le rameau anastomotique qui se détache du nerf cubital pour se rendre à la sixième branche terminale du médian servait ici à former le nerf collatéral palmaire externe de l'annulaire.

Sur la face dorsale des deux derniers doigts l'insensibilité avait gagné aussi les deux dernières phalanges de l'annulaire, et la moitié externe seulement des deux dernières phalanges du petit doigt.

Cette particularité mérite d'être relevée. En effet la clinique montre ici une disposition des nerfs collatéraux du petit doigt, qui tient le milieu entre la description de Henle, et la description de M. Richelot. Nous avons vu que, d'après Henle, les collatéraux dorsaux du petit doigt s'arrêtent au niveau de l'articulation phalango-phalanginienne, tandis que, pour M. Richelot, ces collatéraux dorsaux arrivent jusqu'à l'ongle.

En procédant par déduction, il nous est facile de reconnaître dans l'observation VIII, où la branche palmaire superficielle du nerf cubital a été seule lésée, que le collatéral dorsal interne du petit doigt arrive jusqu'à l'extrémité de ce doigt, tandis que le collatéral dorsal externe ne dépasse pas la première phalange. Les filets nerveux qui se distribuent à la partie externe de la face dorsale des deux dernières phalanges du petit doigt viennent sans aucun doute de la branche palmaire du cubital.

Le dessin qui fait suite à l'observation permettra de se rendre un compte exact de cette disposition.

OBSERVATION VIII.

*Plaie de la paume de la main. — Section de la branche superfi-
cielle du nerf cubital et des tendons fléchisseurs de l'annulaire
et du petit doigt. — Abolition partielle de la sensibilité de la
main et des doigts. (Personnelle.)*

Le nommé Lévrier Emile, âgé de 25 ans, garçon marchand
de vins, est entré le 24 juin 1878 à l'Hôtel-Dieu, sorti le
11 juillet, salle Saint-Landry, n° 18 (service de M. le professeur RICHET).

Garçon de tempérament lymphatique. En servant un client
il a fait une chute sur la paume de la main droite. Toute la
main a porté sur le cul d'une bouteille qui s'était brisée dans
la chute.

Arrivé à l'hôpital avec une plaie profonde, oblique de haut
en bas et de dedans en dehors, correspondant au pli palmaire
inférieur, et intéressant le tiers interne de la paume de la main,
en un mot, l'espace correspondant aux tendons fléchisseurs
des deux derniers doigts.

24 juin. Plaie profonde, bifurquée à son extrémité supérieure et interne.

Hémorrhagie artérielle abondante.

L'interne de garde constate que les tendons fléchisseurs de
l'annulaire et du petit doigt sont divisés. Il pose des pinces
sur les artères qui saignent et fait un pansement simple à la
charpie alcoolisée.

25 juin. On ne touche pas au pansement. Il n'y a pas eu
d'accident.

26 juin. On retire les pinces ; la plaie soigneusement lavée
offre un bon aspect. Les bords sont renversés. En sondant la
profondeur, M. Richet déclare que le nerf cubital et les tendons
fléchisseurs du petit doigt et de l'annulaire ont été divisés.
On n'explore pas encore la sensibilité des doigts.

Pansement à l'alcool camphré.

Il n'y a pas de corps étranger dans la plaie.

29 juin. Tandis que l'index et le médius sont à demi-fléchis
sur la paume de la main, l'annulaire et le petit doigt sont
étendus. Le malade ne peut les ramener lui-même vers la
paume de la main. La flexion provoquée est douloureuse.

*Abolition complète de la sensibilité au tact et à la douleur
dans toute la portion de la paume de la main située entre la*

plaie et les plis métacarpo-phalangiens des deux derniers doigts.

Sur la face palmaire des deux derniers doigts le malade ne sent pas davantage. On peut enfoncer l'épingle sans provoquer de douleur. La sensibilité est intacte sur le médius et dans tout le reste de la paume de la main.

Sur la face dorsale de la main, il n'y a pas de trouble de la sensibilité. Sur la face dorsale de la première phalange de l'annulaire, la sensibilité est conservée, de même que sur la face dorsale de la première phalange du petit doigt.

Pour les deux autres phalanges du petit doigt la sensibilité au froid et à la douleur est détruite dans la moitié externe, à peu près intacte sur la moitié interne.

Pour l'annulaire, la peau qui recouvre la face dorsale des deux dernières phalanges est aussi insensible.

On constate encore la perte de la sensibilité sur la face latérale externe de ce doigt annulaire.

Sur le médius on n'observe aucun trouble ni sur la face antérieure, ni sur la face latérale interne ni sur la face dorsale.

En résumé, abolition de la sensibilité dans toute la zone qu'innerve la branche palmaire superficielle du nerf cubital.

Il faut ajouter encore à cette zone la moitié externe de la zone à laquelle, d'après les descriptions des anatomistes, va se distribuer d'habitude la sixième branche terminale du médian, laquelle, comme on sait, fournit la collatérale palmaire interne du médius et la collatérale palmaire externe de l'annulaire.

Pour empêcher l'extension des doigts, M. Richet recommande de les fléchir sur la paume de la main en faisant le pansement.

16 juillet. La plaie est à peu près guérie : il ne reste plus qu'un sillon étroit et superficiel non encore cicatrisé.

Le petit doigt et l'annulaire sont à demi-fléchis. Le malade commence à imprimer lui-même des mouvements aux phalanges de ces deux doigts ; mais ces mouvements sont limités. La flexion de l'annulaire est bien plus limitée que celle du petit doigt.

L'extension des mêmes doigts est douloureuse, parce qu'elle cause des tiraillements dans la plaie.

Depuis dix jours la sensibilité semble revenir un peu dans la zone primitivement insensible, mais cette sensibilité est encore fort émoussée. Ainsi on peut enfoncer l'épingle sans causer de douleur sur l'annulaire et le petit doigt dans toute la zone qui a d'abord été décrite comme insensible.

Le malade éprouve seulement une sensation particulière par le chatouillement.

Insensibilité absolue au froid.
Le malade part pour Vincennes en convalescence.

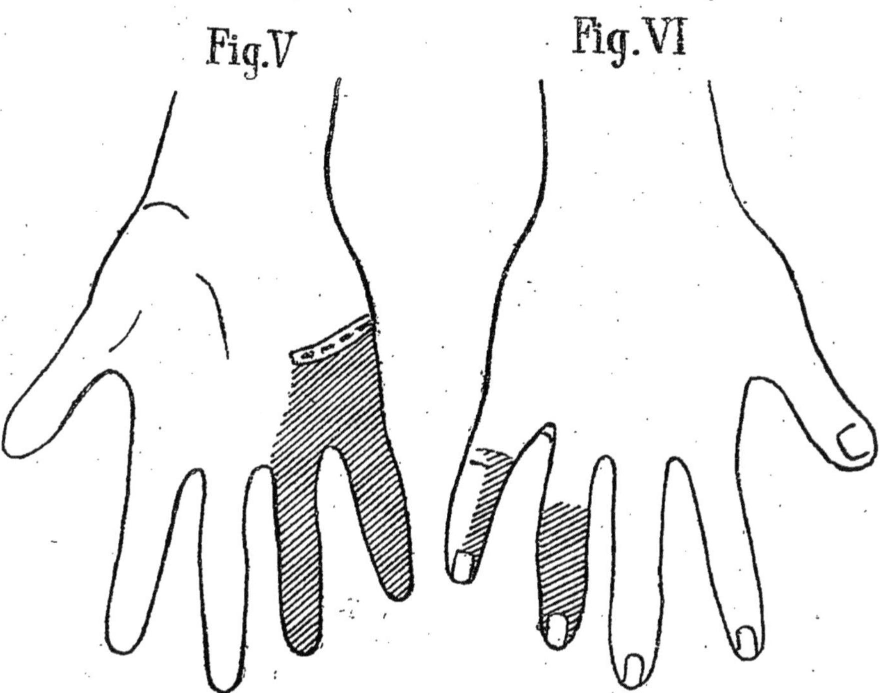

Fig. V et VI. — Section de la branche superficielle du nerf cubital à la paume de la main (observation VII). La partie sombre représente la zone d'insensibilité sur les deux faces.

Pour terminer cette revue de faits pouvant s'appliquer à l'étude des nerfs collatéraux des doigts, nous reproduirons encore une observation, due à M. Richelot lui-même. Il l'a donnée comme un exemple confirmant point par point ses recherches anatomiques Mais si l'on prend la peine de lire attentivement cette observation, on reconnaît qu'elle prouve plutôt une variante dans le mode de distribution du nerf médian, variante dont M. Richelot a fourni un autre exemple dans son premier mémoire. (*Archives de physiologie,* 1875.)

Observation IX.

Plaie de l'avant-bras. Section incomplète du nerf cubital avec conservation de la sensibilité. Section complète du nerf médian avec perte absolue ou relative de la sensibilité dans le territoire de ce nerf. (Union médicale, 4 mars 1879, page 363.)

Une femme de 58 ans tombe dans la rue, le 6 janvier 1878, tenant une bouteille à la main. Un fragment de verre sectionne transversalement tous les tissus jusqu'aux os sur la face antérieure de l'avant-bras gauche, à 5 centimètres au-dessus de l'articulation radio-carpienne. Dans la plaie largement ouverte, on peut voir tous les tendons coupés, les deux artères radiale et cubitale nettement divisées, ainsi que le nerf médian. Quant au cubital, sa division est incomplète ; un cinquième environ de son épaisseur est épargné. Les deux bouts du médian, entraînés par les parties voisines, présentent un écartement de 2 centimètres 1/2.

Les deux artères sont liées dans la plaie. Puis celle-ci est recouverte avec un pansement humide à l'eau fraîche, et la main placée dans la demi-flexion pour rapprocher les tissus. Aucune suture n'est pratiquée. Le 1ᵉʳ février, l'exploration de la sensibilité donne les résultats suivants :

Face dorsale. — Sur le pouce, la sensibilité est absolument conservée. Sur l'index il en est de même, sauf vers le bord interne, où elle est très-diminuée. Sur le médius, la première phalange est sensible, mais la seconde l'est moins et la troisième ne l'est pas du tout. L'exploration de l'annulaire fait constater une sensibilité normale au niveau de la première phalange ; sur la deuxième, elle est conservée en dedans, diminuée en dehors ; sur la troisième, elle est très-amoindrie, mais beaucoup plus en dehors qu'en dedans. Celle du petit doigt est complète.

L'index et le pouce, sur la face dorsale de leur troisième phalange et une partie de la deuxième, ont été insensibles après l'accident ; puis dans les jours suivants, la sensibilité est revenue avec hyperesthésie, si bien qu'en certains points, difficiles du reste à délimiter, le simple attouchement avec la tête de l'épingle provoquait de la douleur. Le médius seul n'a point présenté ce phénomène ; il est resté insensible à son extrémité, sur la face dorsale.

Face palmaire. — Le pouce est insensible au contact. Sur

la première phalange, la douleur est perçue, mais non sur
la deuxième. L'index ne sent que la douleur, dans toute son
étendue. Le médius a également perdu la sensibilité au
contact; il perçoit faiblement la douleur sur les deux premières phalanges, non sur la troisième. L'exploration de l'annulaire démontre une sensibilité diminuée en général sur la
ligne médiane, conservée vers le bord externe de la première
phalange, nulle sur le bord externe des deux dernières; le
bord interne de tout le doigt est sensible. La douleur est
perçue dans tous les points de l'annulaire où la sensibilité
au contact est abolie ou diminuée. Enfin l'auriculaire est
entièrement normal.

Le milieu de la paume de la main est insensible, et les
piqûres n'y provoquent point de douleur. Vers le talon de la
main l'innervation reparaît, et devient complète sur l'avant-
bras, au-dessous de la blessure.

De l'observation précédente, nous voulons retenir deux
choses : d'abord la conservation de la sensibilité dans toute
la zone du cubital, bien que le nerf fût sectionné dans les
quatre cinquièmes de son épaisseur ; et en second lieu l'état
de la sensibilité sur la face dorsale du pouce et de l'index
aussitôt après l'accident. Il est dit que « *l'index et le pouce
sur la face dorsale de leur troisième phalange, et une
partie de la deuxième, ont été insensibles après l'accident.* »

Que signifie ce phénomène sur le pouce? Il prouve sans
conteste que, dans le cas particulier, la peau de la face dorsale de la phalange unguéale du pouce et d'une partie de la
première phalange recevait des filets du nerf médian sectionné. En effet, si, dans les jours qui ont suivi l'accident,
la sensibilité est revenue avec hyperesthésie sur la face
dorsale du pouce et de l'index, on ne peut attribuer ce retour qu'aux fibres récurrentes ou anastomotiques venues
du nerf radial.

Les quelques faits pathologiques qui viennent d'être exposés suffisent pour montrer que la distribution des nerfs
à la main et aux doigts n'obéit pas à une règle constante
et uniforme. Nous avons donné des observations qui viennent à l'appui de l'opinion défendue par M. G. Richelot; nous
en avons aussi fourni d'autres, non moins probantes, qui

annoncent des variations individuelles. Aussi repoussant sur ce point des idées trop absolues, nous nous croyons en droit de conclure de la manière suivante :

1º Dans un grand nombre de cas, ainsi que l'a montré M. Richelot par des dissections et par des faits pathologiques, le nerf radial fournit les nerfs collatéraux dorsaux du pouce et le cubital ceux de l'auriculaire ; mais pour les trois doigts du milieu les deux dernières phalanges reçoivent, sur leur face dorsale, des rameaux émanés des branches collatérales palmaires. Ces rameaux dorsaux viennent du médian sur l'index, le médius et la moitié externe de l'annulaire, et du cubital sur la moitié interne de ce dernier.

2º A côté de cette disposition qui peut servir de type, on constate très-fréquemment des variantes sur différents individus. Ainsi tantôt on voit le médian envoyer ses filets à la totalité de la face dorsale de la phalange unguéale du pouce ; tantôt ce nerf ne donne pas de filets à la face dorsale de l'annulaire ; tantôt enfin le petit doigt reçoit des filets qui, venus des branches palmaires, se distribuent à la totalité ou à la moitié seulement de la face dorsale de ses deux dernières phalanges.

Nous n'avons pas la prétention d'avoir signalé toutes les variétés qui peuvent se produire. Nous nous contentons simplement d'indiquer les principales qui ressortent de l'analyse de nos observations.

DEUXIÈME PARTIE

CHAPITRE II

De la contusion des troncs nerveux du bras.

Pris dans son acception générale, le mot *contusion* sert à désigner une lésion de nos tissus, produite par le choc ou par la pression d'agents extérieurs, sans solution de continuité des téguments, et accompagnée d'extravasation des liquides de l'économie (Follin, Jamain et Terrier).

Appliquée aux cordons nerveux la contusion n'implique pas forcément une absence de solution de continuité aux téguments. Une plaie contuse de la peau, du tissu cellulaire et des muscles peut en effet se compliquer d'une simple contusion d'un tronc nerveux.

Follin admet trois degrés dans la contusion nerveuse : pour cet auteur la *compression*, la *contusion* proprement dite, et l'*écrasement* d'un nerf forment une série pathologique croissante fort naturelle, et dont les termes ne diffèrent que par le degré d'intensité de la cause vulnérante.

Les premières expériences, ayant pour but d'éclairer l'anatomie pathologique de la contusion nerveuse, ont été faites par M. Tillaux, qui les rapporte dans sa thèse d'agrégation (1). Cependant on avait auparavant des notions à peu près exactes de l'état des nerfs contus. Ainsi, Jobert (de Lamballe) écrivait en 1838 dans ses *Études sur le système nerveux* :

« La contusion des nerfs, comme celle des renflements nerveux, peut exister à différents degrés ; elle se borne dans certains cas à une simple meurtrissure des cordons nerveux, donnant lieu à de vives douleurs qui se prolongent dans la direction du nerf. Dans d'autres circonstances, au contraire, la contusion est plus violente, et alors les petits filets nerveux sont rompus, les vaisseaux sont déchirés ; du sang infiltre l'épaisseur des cordons nerveux. »

M. Tillaux arriva à préciser davantage. Sur les chiens il frappait un cordon nerveux plusieurs fois successivement à l'aide d'un marteau ; puis il examinait l'état des tissus. Dans ces cas de contusion nerveuse produite expérimentalement, le névrilème n'est jamais déchiré ; il offre dans la gaîne qu'il fournit au nerf des hémorrhagies plus ou moins étendues ; le sang glisse entre les fibres et peut arriver à une assez grande distance du point primitivement affecté. Des collections sanguines petites pénètrent à travers les déchirures du périnèvre Au niveau même de la contusion les tubes nerveux sont rompus, amincis, ou au contraire aplatis ; d'autres fibres nerveuses semblent irrégulièrement dilatées ; enfin beaucoup de fibres échappent au traumatisme, lorsque la contusion n'aboutit pas à l'écrasement complet du nerf.

Quatre ou cinq jours après l'accident, les tubes nerveux dans le point contus semblent réduits en une masse granuleuse. Tous les tubes rompus subissent la dégénérescence granulo-graisseuse, comme cela se produit dans les plaies des nerfs.

Les expériences de M. Tillaux ont été reprises par Weir Mitchell qui a obtenu à peu près les mêmes résultats. Si le

---

(1) Tillaux. *Des affections chirurgicales des nerfs,* Thèse d'agrégation. Paris, 1866.

nerf n'a été soumis qu'à une contusion très-légère, on ne trouve plus quelques jours après, dit Weir Mitchell, que des traces insignifiantes de désordres. Le travail réparateur se fait avec une grande rapidité dans ces conditions.

Plus récemment, MM. Marchand et Terrillon ont fait, à l'amphithéâtre des hôpitaux de Clamart, de nouvelles expériences qui sont relatées dans la thèse de M. Duvault (1). Ces expériences montrent qu'après un fort écrasement du nerf sciatique presque tous les tubes nerveux sont détruits; mais si l'écrasement a été modéré, quelques tubes nerveux échappent à la destruction : l'examen histologique, fait au bout de quelques jours, montre que le nerf peut reprendre ses fonctions.

MM. Arloing et Tripier (2) ont aussi cherché à produire expérimentalement la contusion des nerfs chez les lapins : leurs expériences ont porté sur le nerf facial, sur le nerf saphène péronier et sur le nerf cubital. D'après les phénomènes qu'ils ont observés pendant les quinze premiers jours, les contusions des nerfs chez les lapins déterminent des altérations analogues à celles de la section complète, moins l'interruption dans la continuité des tubes nerveux.

On trouve encore quelques détails, confirmant en partie ceux qui viennent d'être exposés sur la contusion des nerfs dans la dernière édition du livre d'Eulenburg (3). « A la suite de contusions et de compressions intenses, écrit l'auteur allemand, les lésions du nerf se rapprochent essentiellement de ce qu'on observe dans la section complète : gonflement au point où a porté le traumatisme ; imbibition séreuse ; diapédèse des globules blancs, dégénérescence de la substance médullaire ; les cylindres-axes sont plus résistants et ne sont atteints que plus tard. Si la restitution intégrale des cylindres-axes peut se faire rapidement, il n'y a pas de

---

(1 Duvault. *De la distension des nerfs*. Thèse de Paris, 1876.

(2) Tripier. *Article : Nerfs, pathologie chirurgicale* (*Dictionnaire encyclopédique des sciences médicales*, pages 256 et 257).

(3) Eulenburg. *Traité des maladies nerveuses*, 2° édition. Berlin, 1878. Tome II, p. 10 et suivantes.

modification ni dans le bout phériphérique, ni dans le bout central ; il ne se produit pas non plus de troubles fonctionnels. »

D'après Vogt, cité par Eulenburg, l'extension d'un tronc nerveux, lorsqu'elle n'est pas poussée jusqu'au point d'amener la solution de continuité, produit une sorte de froncement du nerf, de ses enveloppes et des vaisseaux qui s'y distribuent. Ces modifications disparaissent au bout de quelques semaines. Le microscope ne fait découvrir rien de spécial sur les nerfs ainsi distendus. Au point de vue physiologique on observerait, après une extension faible, une certaine augmentation de l'excitabilité nerveuse, tandis que l'extension excessive amènerait à la suite, d'après Valentin et Vogt, une diminution dans l'irritabilité des parties innervées, et surtout un abaissement de l'irritabilité réflexe.

Comme notre intention n'est pas d'étudier ici la distention chirurgicale ou *élongation* des nerfs, il nous paraît inutile d'insister davantage sur ce point.

La compression d'un tronc nerveux, qui peut être considérée comme le premier terme de la contusion, n'amène pas de lésions anatomiques facilement appréciables. Cependant la compression d'un ou de plusieurs troncs nerveux du bras produit des effets physiologiques que chacun peut nettement apprécier sur soi-même.

MM. Vulpian et Bastien (1) ont les premiers établi les phénomènes consécutifs à la compression.

Ils distinguent deux périodes : une période de progrès ou d'augment et une période de décroissance ou de déclin. Dans la période de progrès ou d'augment ils ont reconnu quatre stades ; un premier stade de fourmillements ; un deuxième intermédiaire de retour à l'état normal ; un troisième d'hyperesthésie ; un quatrième d'anesthésie tactile et musculaire. Ce dernier stade, c'est-à-dire l'anesthésie totale, est précédé d'une période d'anesthésie de durée variable mais souvent assez longue. L'hyperesthésie et l'a-

---

(1) *Comptes-rendus de l'Acad. des sciences.* 1855, p. 1009.

nesthésie vont des parties superficielles aux parties profondes.

La période de déclin offre les quatre stades de la période d'augment ; seulement les phénomènes se succèdent dans l'ordre inverse.

Plus récemment M. Ch. Richet (1), professeur agrégé à la Faculté, a voulu vérifier les résultats obtenus par MM. Vulpian et Bastien. Il s'est servi d'une bande élastique en caoutchouc qui comprimait fortement le membre, dont on avait d'abord chassé incomplétement le sang par une compression légère, et voici les faits les plus intéressants qu'il a notés :

L'hyperesthésie précède l'anesthésie.

Les différentes sensibilités s'exaltent ou se paralysent isolément.

La progression, tant de l'hyperesthésie que de l'anesthésie, va de l'extrémité du membre à sa racine, et de la surface cutanée aux parties profondes.

Le retour des fonctions se fait rapidement après la suppression de la cause qui a amené leur paralysie.

Enfin l'hyperesthésie à la température persiste avec une grande intensité : Le moindre contact produit une sensation de brûlure ; la pression produit le même effet. Un corps très-froid donne une sensation de froid, mais cette sensation est très-pénible.

M. Ch. Richet signale encore une anxiété et une agitation générales qui surviennent pendant une compression nerveuse énergique.

Cette classification de M. Ch. Richet diffère très-peu de la classification adoptée par MM. Vulpian et Bastien. Mais pour la période de déclin les résultats sont plus différents : la sensation de froid est plus intense, et les fourmillement plus marqués dans la période de déclin que dans la période d'augment.

---

(1) Ch. Richet. *Recherches expérimentales et cliniques sur la sensibilité.* Thèse. Paris, 1877.

Ainsi la physiologie nous enseigne les divers phénomènes que doit produire en clinique la compression des
nerfs mixtes. Ces troubles divers de la sensibilité et de la
motilité, on les observe en effet, comme nous le verrons,
dans les premiers moments de la compression ou de la contusion nerveuse. Mais là ne se bornent point les désordres ;
il y a dans la suite toute une série de phénomènes que nous
décrirons, et dont la physiologie ne peut pas toujours rendre compte.

*Symptômes généraux de la contusion des troncs ner-
veux.* La contusion, légère ou moyenne, se traduit par
une très-vive douleur, qui se propage aux extrémités du
nerf atteint en déterminant les fourmillements et de l'engourdissement. Bientôt la douleur diminue, les fourmillements et l'engourdissement disparaissent, et tout rentre
dans l'ordre (Jamain et Terrier).

Ce n'est qu'après un certain temps que l'on voit parfois
survenir des troubles graves, tels que paralysies, atrophies,
arthropathies, contractures, etc. Ces paralysies et ces
atrophies sont d'autant plus redoutables qu'elles apparaissent assez fréquemment lorsque les malades se croient à
l'abri de tout accident.

Lorsque la contusion est violente et qu'elle détermine un
véritable écrasement du nerf, le blessé éprouve une vive
douleur au moment du choc. Il peut se faire cependant que
la douleur immédiate n'existe pas si le tronc nerveux a été
totalement désorganisé. Alors le mouvement et la sensibilité sont complétement abolis dans toutes les parties innervées par le nerf contus, parfois même dans les parties voisines. (Duchenne, Weir Mitchell.) Plus tard se montrent
des accidents variables, qui offrent beaucoup d'analogie
avec ceux que l'on observe à la suite des sections complètes des nerfs. Ce sont ces accidents dont nous allons nous
occuper en détail, en étudiant les différentes variétés de
contusions des nerfs du bras par rapport à la cause qui les
produit.

Étiologie.

La contusion des troncs nerveux est bien plus fréquente au bras qu'en aucun autre point du corps. On trouve de ce fait une explication toute naturelle, d'abord dans la situation superficielle des nerfs qui reposent sur un plan osseux résistant, en second lieu dans les usages physiologiques du membre supérieur, qui représente l'appareil préhenseur, et qui se trouve par là beaucoup plus exposé aux lésions traumatiques. Toujours en effet, le bras se porte en avant, d'une manière instinctive, pour protéger le tronc dans une chute, ou pour parer les coups qui visent la face ou la poitrine.

La contusion d'un ou de plusieurs nerfs du bras reconnaît des causes multiples et variées. Les corps contondants qui peuvent frapper le radial, le médian, le cubital, dans les points où ils sont superficiels sont, pour ainsi dire, innombrables.

Voici ce que dit M. Tillaux (1) à ce sujet :

« La *contusion* des cordons nerveux peut se produire de différentes façons : c'est tantôt et le plus souvent un choc direct sur un nerf longeant un plan résistant : ainsi le radial à son passage dans la gouttière de torsion humérale, le médian, au milieu du bras sont particulièrement exposés à cet ordre de causes. Une tête osseuse déplacée, des projectiles de guerre, des corps étrangers introduits dans les parties molles, les fragments d'une fracture, les esquilles détachées, peuvent aussi la déterminer. »

Exposée en termes généraux, l'énumération précédente nous semble assez complète : elle va nous servir à dresser une classification des contusions des nerfs du bras d'après les causes qui les produisent. Mais d'abord nous commence-

______

(1) Tillaux. *Loco citato*, p. 13.

rons par éliminer les contusions ou déchirures des troncs nerveux, par armes à feu. Les événements de 1870-71 ont malheureusement fourni trop de sujets d'observation de blessures nerveuses par projectiles (balles ou éclats d'obus) pour qu'il soit nécessaire d'y insister de nouveau. D'ailleurs depuis 1871, plusieurs monographies, dont quelques-unes très-intéressantes, ont été consacrées à l'étude de cette question.

Au point de vue étiologique nous diviserons donc les contusions des nerfs du membre supérieur en quatre grandes classes :

1° *Contusions par choc direct*, provenant d'un coup de bâton, d'une chute sur le coude, ou de la pression souvent répétée d'un agent extérieur, etc.

2° *Contusions produites par des corps étrangers logés dans les parties molles*, tels que fragments de verre, de bois, grains de plomb, etc.

3° *Contusions par déplacement d'une tête osseuse*, ou contusions consécutives aux luxations de l'épaule, du coude, du poignet, etc.

4° *Contusions reconnaissant pour cause une fracture*, que cette cause réside dans les fragments eux-mêmes, dans une esquille détachée, dans le cal qui englobe le nerf, ou bien encore dans le changement de rapport que fait subir au nerf un cal trop exubérant (exemple : une fracture de l'épitrochlée pour le nerf cubital. — Panas).

Nous allons successivement passer en revue ces différentes variétés en fournissant des observations à l'appui.

Contusions par choc direct.

Les nerfs du bras le plus fréquemment atteints par une violence extérieure, sont : le nerf cubital derrière l'épitrochlée, le nerf radial à son passage dans la gouttière de tornon, le nerf médian à la partie interne du bras et au pli du coude, les cordons du plexus brachial dans l'aisselle.

Nous avons déjà vu que la première sensation éprouvée par un individu atteint de contusion nerveuse consiste en des fourmillements douloureux dans toute la zone de distribution du nerf contus. Il n'est pas d'individu qui ne connaisse les picotements désagréables qui surviennent à la suite d'une compression exercée à la partie interne du coude dans la gouttière qui donne passage au nerf cubital.

La contusion est souvent suivie de paralysie. Notre intention n'est pas de traiter ici ni de la paralysie cubitale, ni de la paralysie radiale, consécutives l'une et l'autre à une contusion ou à une compression longtemps prolongée.

Dans un travail récent, M. Fèvre (1) a réuni le plus grand nombre des faits connus de paralysie du nerf cubital. Il ne nous paraît pas utile de revenir sur cette question qui a été fort bien traitée par l'auteur précédent. De même les paralysies résultant de l'usage des béquilles sont bien connues depuis le travail de M. Laféron (2).

Nous ne nous occuperons pas davantage de ces variétés de paralysie radiale, qui sont des paralysies rhumatismales ou *a frigore* d'après la théorie ancienne, et qui, pour M. Panas, sont toujours des paralysies traumatiques par compression. Bien que la théorie de M. Panas paraisse vraie dans l'immense majorité des cas, il ne nous convient pas d'examiner ici ces paralysies, résultant le plus souvent d'une fausse position pendant le sommeil, le bras étant appuyé sur le dos d'une chaise ou sur un banc, et la tête reposant sur le bord externe du bras au-dessus du coude.

Ce que nous tenons surtout à faire ressortir, ce sont des troubles tardifs, qui apparaissent lorsqu'un intervalle assez long s'est déjà écoulé depuis l'accident.

Nous ne pourrions mieux faire comprendre notre pensée qu'en choisissant un exemple destiné à servir de type. Un individu tombe sur le coude et se contusionne le nerf cubi-

---

(1) Fèvre. *Des paralysies du nerf cubital.* Thèse de Paris, 1878.
(2) Laféron. *Paralysies du plexus brachial par usage des béquilles.* Thèse de Paris, 1868.

tal. Pendant quelques jours il ne se plaint que de fourmillements douloureux sur le trajet du nerf lésé. Si le choc a
eu une violence assez grande, il peut se développer un peu
d'arthrite ou au moins des douleurs articulaires dans le
coude. Puis tous les accidents paraissent se calmer définiti-
vement au bout de 10, 15, 20, 30 jours. Mais cette rémission
n'est qu'apparente, elle n'indique nullement une guérison
définitive. En effet au bout d'un temps variable, le malade
éprouve des élancements dans les doigts ; ces élancements
peuvent s'étendre à la zone d'un nerf voisin qui n'était pas primitivement lésé, les douleurs suivent une ou plusieurs articulations ; et le membre, qui paraissait devoir recouvrer
sa force primitive, peut au contraire devenir complétement
impuissant. Il suffit pour cela qu'il se développe de la contracture et de l'atrophie. Fort heureusement ce dernier
terme de la série ne se montre pas toujours, et les accidents n'arrivent pas à ce degré de gravité. Mais la chose est
possible ; et il faut que le chirurgien ne perde pas de vue
cette possibilité, quand on lui demande de porter un pronostic.

Grâce à l'obligeance de notre maître M. Blum, qui nous
a donné la facilité d'examiner une dame qu'il traitait depuis quinze mois pour un traumatisme au coude, nous
avons pu constituer une observation dont les détails sont à
peu près conformes au tableau qui vient d'être esquissé.
Dans cette observation on voit se dérouler toute une série
d'accidents qui ne sont pas décrits dans les livres classiques
et qui méritent par cela même de fixer l'attention. L'absence
de toute paralysie dans la zone du nerf cubital primitivement contusionné n'a pas empêché le développement de
douleurs spontanées dans le territoire des nerfs voisins.

OBSERVATION X.

*Contusion ancienne du nerf cubital sans paralysie ni perte de la
sensibilité. — Picotements douloureux dans la sphère de distribution de ce nerf. — Extension des troubles à la sphère des nerfs
voisins. — Arthropathies dans le coude et l'épaule.* (Personnelle.)

Madame Br..., âgée de 48 ans, n'a jamais fait de maladie

grave. Elle n'est plus réglée depuis trois mois ; jusqu'à l'âge de 47 ans elle n'avait jamais eu de douleurs articulaires aiguës ou chroniques.

Le 1er janvier 1878 elle fit une chute dans l'escalier ; le coup porta sur le bras droit dans presque toute sa longueur, depuis le coude jusqu'au voisinage de l'épaule. Il n'y eut ni fracture, ni luxation, mais une contusion très-étendue. Cinq jours après l'accident des ecchymoses étaient disséminées tout le long du membre supérieur, depuis l'épaule jusqu'au poignet. Les douleurs éprouvées par la malade occupaient tout le bras ; il n'y avait pas de fourmillement dans les doigts.

M. Blum, qui soigna la malade, fit appliquer des compresses résolutives d'eau blanche. Pendant près de deux mois Madame Br... resta dans son fauteuil, sans pouvoir se servir du bras droit. Elle se plaignait surtout d'une douleur vive et persistante au coude.

Il y avait de la roideur dans l'articulation du coude ; l'avant-bras semblait fixé dans une extension incomplète ; la malade était dans l'impossibilité de fléchir l'avant-bras. Tous les doigts avaient conservé leur sensibilité normale.

En présence de cette roideur du coude, M. Blum conseille à la malade de faire la gymnastique avec son bras droit, de soulever des poids et de se suspendre à une corde.

Lorsque, sous l'influence de la gymnastique, les mouvements commencèrent à revenir, la malade éprouva des fourmillements dans les deux derniers doigts de la main droite, surtout pendant qu'elle travaillait. Selon l'expression de la malade, les deux doigts étaient comme morts. L'avant-bras, le bras et le poignet avaient diminué de volume.

La malade a longtemps mangé avec la main gauche ; elle ne pouvait pas se débarbouiller avec la main droite ; elle pouvait encore moins se peigner.

Les exercices quotidiens de gymnastique, les frictions excitantes sur le bras et l'avant-bras, le massage du coude amenèrent une amélioration rapide et diminuèrent la roideur de l'articulation du coude. Mais la malade éprouvait toujours pendant le travail des douleurs et des tiraillements sur le trajet du nerf cubital. Parfois, elle ressentait des élancements à la partie postérieure du coude. La main droite n'était pas plus froide que la gauche. Les mouvements des deux derniers doigts de la main droite étaient un peu gênés.

En somme, la malade se trouvait depuis quatre ou cinq mois dans un état satisfaisant ; son bras avait « engraissé de nouveau », lorsque, le 24 février, sans cause connue, elle a ressenti des douleurs dans l'épaule droite.

En même temps, elle éprouve des douleurs plus vives à la

partie interne de l'avant-bras, sur le trajet du nerf cubital et aussi à la partie externe, sur le trajet du radial et dans le pouce et l'index.

Le 8 mars, M. Blum nous fait examiner Madame Br., et nous la trouvons dans l'état suivant :

La douleur persiste dans l'épaule droite ; elle s'accompagne de tiraillements douloureux vers l'aisselle, du côté du sein, en arrière du côté de l'omoplate, en haut vers la base du cou. Les mouvements de l'articulation sont libres ; on ne sent pas de craquements ; mais, si la malade appuie sur son poignet, cette pression réveille une assez forte douleur. En même temps, elle éprouve comme des tiraillements dans l'avant-bras, le pouce et l'index. Auparavant elle n'avait jamais rien ressenti du côté de ces deux doigts. La sensation est toute différente sur l'annulaire et le petit doigt : là ce sont de véritables picotements qui remontent vers la paume de la main dans toute la région innervée par le cubital : la malade dessine à merveille son trajet.

Il n'y a pas d'atrophie du membre supérieur droit : les mesures sont égales des deux côtés.

L'éminence hypothénar est un peu affaissée ; les muscles interosseux ne paraissent pas sensiblement atteints.

Pas de coloration violacée des doigts. Il n'y a jamais eu de vésicules, ni sur la main ni sur les doigts.

La 2ᵉ phalange du petit doigt est un peu fléchie sur la première ; mais, au dire de la malade, cette déformation a toujours existé.

Au point de vue de la calorification, il n'y a pas de différence entre les deux mains.

Le poignet est absolument libre.

Au coude, la malade éprouve des douleurs spontanées comme à l'épaule : les mouvements de cette articulation sont limités. La flexion complète de l'avant-bras sur le bras est impossible ; de même l'extension complète.

Il n'y a aucune déformation de la région, aucun changement de rapport des os du coude. Dans le mouvement d'adduction du bras combiné avec la flexion et le relèvement de l'avant-bras, la malade arrive juste au niveau de la cravate ; dans le mouvement forcé, le coude est tendu, et des tiraillements douloureux naissent dans le nerf cubital.

Au toucher on constate une légère augmentation de volume du nerf cubital entre l'olécrâne et l'épitrochlée : on dirait qu'il s'est produit comme un petit névrome en cet endroit.

Diagnostic. Contusion ancienne du nerf cubital, sans perte de sensibilité. — Extension des troubles à la région des nerfs voisins. — Arthropathies dans le coude et l'épaule.

M. Blum se propose d'employer la faradisation pour empêcher l'extension de la maladie.

Le 14 mars, la malade va revoir M. Blum : elle se plaint
d'une recrudescence de douleurs vers le sein. Cependant, le
sein ne présente pas le moindre engorgement ; la respiration
est normale dans tout le côté correspondant de la poitrine.

L'hypertrophie du cordon nerveux du cubital constatée
derrière le coude semble bien indiquer qu'il s'est fait dans
ce nerf un travail inflammatoire lent, qui non-seulement à
produit des troubles dans le territoire soumis à son action
exclusive, mais qui s'est traduit à distance dans la zone du
nerf médian par des douleurs lancinantes le long du bord
externe de l'avant-bras, aussi bien que dans le pouce et
l'index.

Quel est le mécanisme véritable de ces troubles fonctionnels développés dans la zone d'un nerf qui n'était pas primitivement atteint ? La physiologie n'a pas encore donné
à cet égard d'explication bien probante ; mais le fait n'en
existe pas moins en clinique. Nous verrons encore dans la
suite de ce travail plusieurs exemples analogues au précédent ; et nous indiquerons les différentes hypothèses par
lesquelles les physiologistes essâyent de rendre compte de
ces phénomènes.

Au point de vue de la succession des symptômes ; l'observation X peut facilement être rapprochée du fait suivant
emprunté à Weir Mitchell :

OBSERVATION XI.

*Contusion du nerf cubital dans une chute. — Fourmillements au
bout de quelques mois. — Paralysie et atrophie dans la sphère
du nerf cubital. — Envahissement de la sphère du nerf
médian. (Weir Mitchell. — Lésions des nerfs, page 256.)*

C. P..., homme d'habitudes intempérantes, fit en juillet 1862,
une chute dans laquelle il se contusionna le nerf cubital au
niveau du coude. Le lendemain de l'accident il pouvait se
servir de son membre, mais au bout de quelques mois, il
sentit de légers fourmillements au côté interne du bras. En

décembre 1862, le troisième et le quatrième doigt s'affaiblirent notablement, et l'affaiblissement gagna la main tout entière et le poignet. Il fut reçu à l'hôpital au mois de juin 1863. A ce moment, la partie inférieure du membre, depuis le coude, était sans vigueur. La sensibilité était grandement altérée sur le trajet du cubital et elle commençait à s'affaiblir dans la sphère d'innervation du nerf médian. Les deux nerfs étaient d'ailleurs excessivement sensibles à la pression. L'état inflammatoire, qui s'était éveillé dans le nerf cinq mois après l'événement, s'était étendu secondairement au nerf médian. Les sangsues et les vésicatoires améliorèrent considérablement la névralgie et diminuèrent la sensibilité douloureuse des troncs nerveux.

L'observation XI ne diffère de l'observation X que par l'absence d'arthropathies. Dans l'une comme dans l'autre, le travail pathologique qui s'est accompli dans le nerf contus a laissé intact le fonctionnement des muscles. Il n'existait pas la moindre trace de paralysie.

Dans les cas plus habituels où la contusion détermine une paralysie consécutive, il peut se faire aussi que des muscles voisins, placés hors de la dépendance du nerf lésé, perdent leur motilité.

Duchenne (de Boulogne) avait observé plusieurs fois ce phénomène. Aussi était-il porté à admettre une certaine solidarité entre tous les nerfs d'un même membre, l'un deux ne pouvant être supprimé tout à coup sans compromettre l'innervation générale de tout le membre. L'exemple le plus probant cité par Duchenne est celui d'une infirmière de la Charité qui, après s'être heurtée violemment à la partie interne du coude, eut deux mois après une paralysie de tous les muscles innervés par le cubital, par le médian et par le radial. Voici le résumé de cette observation :

OBSERVATION XII.

Contusion du nerf cubital. — Paralysie des muscles, innérvés par le cubital, et aussi des muscles innervés par le médian et le radial. — Guérison par la faradisation. (Duchenne. — Traité de l'électrisation localisée.)

Béale, infirmière à l'hôpital de la Charité, âgée de 41 ans, se heurte assez violemment contre une porte la partie interne du coude du côté droit, l'avant-bras étant à demi-fléchi sur le bras. Elle ressent immédiatement une très-vive douleur qui se propage le long de la partie interne du bras jusque dans les deux derniers doigts, où un engourdissement et des picotements se font sentir.

Paralysie atrophique de la main consécutive. Deux mois après la contusion, constatation des symptômes suivants : aucun des muscles de la région hypothénar, ni l'interosseux dorsal, ni l'adducteur, ni l'abducteur du petit doigt, ni l'adducteur de l'annulaire, ne se contractent sous l'influence d'un courant intense. Les autres muscles qui meuvent la main, les doigts et le pouce, possédaient leur contractilité électrique, et cependant ils étaient semi-paralysés, au point que le malade ne pouvait se servir du membre.

Traitement par la faradisation localisée. Action thérapeutique lente sur les muscles du dernier espace interosseux et de l'éminence hypothénar.

Il serait certainement exagéré de prétendre que toutes les fortes contusions du cubital à la région du coude entraînent un résultat analogue.

Tout le monde sait qu'un petit choc à la partie interne du coude détermine d'abord une douleur assez vive, puis un engourdissement et des fourmillements dans la zone du nerf cubital. Puis ces fourmillements cessent. C'est le cas le plus bénin, nous dirons même, c'est le cas de beaucoup le plus commun. Mais si plus tard, en raison du travail pathologique que nous avons signalé, d'autres désordres apparaissent, trompant ainsi la sécurité du malade et du médecin, ces désordres peuvent rester limités à la zone du nerf cubital.

Weir Mitchell a donné en quelques lignes l'histoire d'une contusion du nerf cubital suivie au bout de trois semaines de ces troubles trophiques précoces (vésicules, bulles, ulcérations superficielles) qui s'observent plus particulièrement après la section des nerfs, et qui sont bien connus depuis les travaux de Mougeot (1), de Couyba (2), de Porson (3).

OBSERVATION XIII.

Contusion du nerf cubital au niveau du coude. — Dix-huit jours après, éruption de vésicules avec douleurs et fourmillements sur tout le trajet du nerf. — Guérison par l'immobilité et les injections sous-cutanées. (Weir Mitchell. — Lésions des nerfs, page 102.)

Deux garçons jouaient entre eux et s'amusaient à se frapper avec une corde à nœuds. L'un d'entre eux, en essayant de se protéger, avait replié son coude devant son visage. Le coup qui lui était destiné atteignit violemment le nerf cubital, fortement tendu et assujetti sur le coude plié. Après le premier moment, la douleur et les fourmillements disparurent. Mais, dans le cours de la troisième semaine, apparut une éruption accompagnée de douleurs et de fourmillements dans toute la sphère de distribution du nerf cubital. Bientôt, la douleur affecta le type intermittent et devint très-vive. On le guérit à la fin en maintenant le bras immobile en demi-flexion et en pratiquant des injections sous-cutanées.

Ce n'est pas seulement au coude que le nerf cubital peut être contus. A la partie inférieure de l'avant-bras et au niveau du poignet, le nerf cubital repose presque sur un plan osseux. Protégé par le tendon du cubital antérieur qui le recouvre, il n'est séparé de la face antérieure du cubitus que par le muscle carré pronateur. Aussi un corps contondant qui produira une contusion de la partie antérieure

---

(1) Mougeot. *Troubles de nutrition consécutifs aux affections des nerfs.* Thèse, Paris, 1867.
(2) Couyba. Thèse, Paris, 1871.
(3) Porson. Thèse, Paris, 1873.

et interne de l'avant-bras aura-t-il beaucoup de chances de contusionner également le nerf cubital. Que l'avant-bras soit serré par ses deux faces antérieure et postérieure entre deux corps résistants, la contusion du nerf cubital sera encore facile. A ce niveau le nerf médian placé au milieu des masses musculaires, entre les tendons fléchisseurs paraît plus inaccessible. Lorsqu'il se trouve atteint, c'est le plus souvent dans les cas de plaie profonde intéressant les muscles. Mais s'il y a simple contusion de l'avant-bras, ou même plaie ne dépassant pas le tissu cellulaire, le nerf médian reste habituellement indemne, tandis que le nerf cubital est lésé.

Nous avons observé à l'Hôtel-Dieu un bel exemple de contusion du nerf cubital au-dessus du poignet. Cette contusion a amené des désordres assez graves pour forcer le malade à abandonner momentanément son état de maçon.

OBSERVATION XIV.

Contusion de l'avant-bras par un moellon, avec plaie au niveau de la partie interne de la face antérieure du poignet. — Fourmillements dans l'annulaire et le petit doigt aussitôt après l'accident. — Plus tard troubles trophiques dans toute la main. (Personnelle.)

Commergnat, Pierre, maçon, âgé de 34 ans, entre à l'Hôtel-Dieu le 25 octobre 1878, salle Saint-Julien, n° 18, dans le service de M. le professeur RICHET, suppléé par M Blum. Au mois d'août dernier cet homme, travaillant à Saint-Denis, eut le poignet et l'avant-bras gauches pris sous un moellon volumineux. Il ressentit aussitôt une vive douleur dans tout le poignet et des fourmillements dans les deux derniers doigts. Ne pouvant continuer son travail, il entra le lendemain à l'hôpital Lariboisière, dans le service de M. Léon Labbé. Il avait alors, à ce qu'il déclare, et comme on peut en juger par la cicatrice actuelle, une petite plaie longue de deux centimètres, située à la partie interne du poignet. En même temps l'avant-bras était le siége d'un gonflement considérable depuis le poignet jusqu'au coude, avec des ecchymoses multiples.

On ne constata à Lariboisière aucune fracture du radius ou du cubitus. La plaie superficielle se cicatrisa au bout de,

AVEZOU.4

quelques jours, mais les ecchymoses mirent bien plus long-temps à se résorber. Le malade souffrait du poignet qui demeurait gonflé; en même temps il éprouvait toujours des picotements douloureux dans les deux derniers doigts. Ces picotements s'étendirent même au médius et à l'index quelques jours après. Il y avait constamment, dit le malade, une sensation de chaleur brûlante dans toute la main.

Lorsqu'il sortit de Lariboisière au bout de cinq semaines, le malade ne pouvait fléchir ses doigts. Il fut envoyé en convalescence à Vincennes où il resta trois semaines.

À sa sortie de l'asile, il ne put reprendre son travail; après s'être présenté plusieurs fois inutilement à Lariboisière, il fut admis à l'Hôtel-Dieu.

26 octobre. —*État actuel*. Une cicatrice transversale, de près de 2 centimètres d'étendue, occupe la partie interne de la face antérieure du poignet au niveau de l'os pisiforme. La pression au niveau de cette cicatrice réveille une douleur modérée. Ce qui frappe au premier abord, c'est la coloration violacée de la main et des doigts, plus marquée sur la face dorsale que sur la face palmaire.

Le poignet est roide : les mouvements spontanés de cette articulation sont difficiles et limités ; les mouvements provoqués sont douloureux.

Le malade ne peut ni fléchir ni étendre complétement ses doigts. La roideur siége également dans les articulations métacarpo-phalangiennes et dans les articulations des phalanges entre elles. On ne sent pas de craquement dans ces petites articulations.

Au toucher la main gauche, c'est-à-dire la main malade, paraît plus chaude que la droite. Le malade accuse toujours à gauche une sensation de chaleur. Cependant le thermomètre appliqué dans les intervalles digitaux ne donne pas de différence sensible entre les deux côtés. On prend la précaution d'entourer la boule d'ouate : au bout de vingt minutes le thermomètre marque 32° 1 à gauche et 32° à droite.

La sensibilité à la douleur est plutôt augmentée dans les deux derniers doigts de la main gauche. La sensibilité au tact persiste, mais légèrement émoussée.

Il n'y a aucune trace d'éruption sur les doigts, mais la peau présente un aspect luisant assez marqué sur la face dorsale.

Des fourmillements douloureux sont toujours ressentis par le malade dans les deux derniers doigts, et aussi dans le médius et l'index. Depuis quelques jours seulement ils sont un peu moins forts.

Le malade accuse également quelques douleurs dans le coude. Pas d'atrophie des muscles de l'avant-bras.

Il y a une légère atrophie des muscles de l'éminence hypothénar ; mais les interosseux n'offrent rien de particulier.

Diagnostic. Contusion ancienne du nerf cubital ; extension des troubles à la zone du médian.

La zone du radial sur la face dorsale de la main est aussi
atteinte, ainsi que l'atteste la coloration violacée de toute la
face dorsale de la main ; mais peut être la branche cutanée du
radial, qui passe derrière l'extrémité inférieure du radius,
a-t-elle été contusionnée en même temps que le cubital.

Traitement. M. Blum fait électriser tous les jours les muscles de l'avant-bras.

Le malade séjourne quinze jours à l'Hôtel-Dieu. A la suite
des séances de faradisation qui ont lieu tous les jours, on
constate une amélioration lente. Tous les muscles répondent
à l'excitation.

Au moment de sa sortie le malade commence à fermer la
main. Il parvient à toucher l'éminence thénar avec la pulpe
de ses doigts.

Comme il serait encore incapable de faire un travail pénible, il se décide à aller passer l'hiver dans la Creuse, son
pays.

10 mars 1879. — Nous voyons le frère du malade qui a vécu
une partie de l'hiver avec lui dans la Creuse et qui nous donne
des renseignements sur son état.

Nous apprenons d'abord que la sensation de chaleur dans
la main gauche, dont le malade se plaignait autrefois, a fait
place à une sensation de froid à peu près constante. Pendant
l'hiver il disait toujours qu'il ne pouvait réchauffer son bras
gauche.

Aujourd'hui encore les doigts sont roides ; Commergnat ne
peut plier la main gauche comme la droite. De plus la roideur
du poignet a persisté. Il a remarqué que son bras gauche
maigrissait. Quand il veut lever les bras pour fendre du bois
ou pour casser des pierres, il ressent une forte douleur dans
le coude gauche. Parfois aussi les douleurs du coude se dé-
clarent spontanément. Le malade éprouve encore, mais plus
rarement, des douleurs spontanées dans l'épaule gauche. Il
ne peut étendre complétement l'avant-bras sur le bras.

La coloration violacée des doigts est toujours la même. Le
pouce est également atteint. Il n'y a pas de perte de sensibilité.

On voit en somme que les lésions ne sont pas localisées au dé-
partement du cubital. Toute la main offre des troubles trophiques caractérisés maintenant par un abaissement de la température et par l'état luisant de la peau. En même temps,
sous l'influence des progrès de la maladie, l'articulation du

coude et celle de l'épaule sont devenues douloureuses. Nous ne parlons pas de l'articulation du poignet dont la roideur persistante peut avec raison être attribuée au traumatisme direct.

7 avril. — Nous revoyons le malade lui-même, rentré à Paris depuis deux jours : son état s'est amélioré depuis quelques semaines. Il ne se plaint guère que de roideur des doigts et de douleurs intermittentes dans le pouce. La circonférence de l'avant-bras gauche, un peu au-dessus du poignet, mesure deux centimètres de moins que la circonférence de l'avant-bras droit.

Une des observations les plus soignées qui aient été publiées dans ces derniers temps, est celle que M. Terrillon, chirurgien des hôpitaux et professeur agrégé à la Faculté, a recueillie à l'hôpital Saint-Antoine. Il s'agissait d'un traumatisme qui avait porté au bras sur les troncs du médian, du cubital et peut-être aussi du radial. Il y eut paralysie immédiate de tous les muscles de l'avant-bras et de la main. Ce qui frappa le plus M. Terrillon le lendemain même de l'accident, ce fut l'énorme différence de température entre les deux avant-bras. Sur l'avant-bras malade le thermomètre marqua 23° 9, tandis que sur l'avant-bras sain il monta à 30° 6. Cette différence de 6°, 6 est en effet extraordinaire mais peut-être y avait-il quelque cause d'erreur. D'habitude, ainsi que l'ont constaté Weir Mitchell et d'autres observateurs, l'écart de la température ne dépasse pas 2 degrés. L'observation de M. Terrillon est encore intéressante en ce qu'elle montre le retour assez rapide des fonctions des muscles paralysés sous l'influence de l'électrisation. Mais ce serait une erreur de croire que le malade est resté parfaitement guéri.

En effet, lorsque M. Terrillon revit son malade deux mois après la blessure, il pouvait se servir de son bras, mais il éprouvait toujours une sensation de froid à l'avant-bras et à la main avec une légère cyanose des tissus vers la partie interne ; en même temps il avait toujours un cordon dur et volumineux sur le nerf cubital au point où avait porté la blessure.

Si nous comparons ce fait de M. Terrillon avec notre

observation X, il nous paraît évident que le pronostic à porter en pareil cas doit être très-réservé. En effet les arthropathies, suite de contusion nerveuse, peuvent survenir six mois, un an et même plus longtemps après l'accident primitif. La persistance d'une hypertrophie sur le cordon du nerf cubital, chez le malade de l'observation XV, semble prouver en faveur de la probabilité d'accidents ultérieurs.

OBSERVATION XV.

Contusion des nerfs du bras gauche. — Paralysie immédiate des muscles de l'avant-bras et de la main. — Abaissement notable de la température dans toute la partie paralysée. — Diminution progressive de tous les symptômes. — Guérison, par M. Terrillon, chirurgien des hôpitaux. (*Archives de physiologie*, 1877, p. 265.)

Le nommé Thuillier, âgé de 24 ans, jardinier, demeurant à Vincennes, est entré le 16 décembre 1876 à l'hôpital Saint-Antoine.

La veille de son entrée, il a subi un traumatisme du bras qu'il explique de la façon suivante : l'extrémité d'un timon de voiture comprima fortement son bras gauche contre un mur. La partie atteinte correspond à l'union du tiers inférieur avec le tiers moyen.

Immédiatement après l'accident, le malade éprouva de l'engourdissement, de l'impuissance et des fourmillements dans la main et l'avant-bras correspondant.

Au moment de l'examen du malade, on constate une perte complète des mouvements de la main et du bras. La sensibilité est intacte partout. Le malade se plaint de fourmillements dans toute la main, principalement au niveau du pouce et de l'index. Les artères du membre malade présentent des battements normaux. Vers l'union du tiers inférieur avec le tiers moyen de la face interne du bras existe une ecchymose peu prononcée, mais ayant l'étendue du creux de la main ; à ce niveau existe un gonflement léger. Lorsqu'on examine avec soin cette région, on constate la présence d'un cordon dur, légèrement bosselé, douloureux à la pression, sur le trajet du nerf cubital, tout à fait en dedans.

Un peu plus en avant et correspondant au trajet du nerf médian, immédiatement contre l'artère humérale on sent un autre cordon analogue au précédent, mais moins facile à distinguer ; il semble seulement un peu plus bosselé. En arrière du bras et du côté externe, on trouve un point douloureux situé au niveau de la gouttière radiale, mais sans saillie apparente. Pas d'épanchement sanguin, pas de décollement de la peau, l'os est intact. Mais le phénomène le plus curieux et qu'on constate facilement par le toucher, c'est la différence considérable de température qui existe entre les deux avant-bras. L'avant-bras et la main gauche paraissent froids par rapport à ceux du côté opposé. Différence de température entre les deux mains : à droite 30°,5, à gauche 23°,9.

En explorant avec une pile on remarque deux points importants : l'application des pôles, qui est très-désagréable sur l'avant-bras droit, est à peine sentie du côté gauche. De même, le courant qui suffit pour faire contracter les muscles de l'avant-bras droit ne produit aucun effet sur le gauche. Il existe également une différence suivant les groupes musculaires ; ainsi on peut dire en général que les muscles de la région externe se contractent moins bien que les autres. On trouve une légère cyanose du côté gauche.

20 *décembre*. — On sent plus manifestement que les jours précédents le cordon dur, volumineux, douloureux à la pression qui existe sur le trajet du nerf médian et cela, grâce à la disparition du léger gonflement qui existait au niveau de la lésion. Aucun des autres symptômes n'a changé.

22 *décembre*. — La contraction musculaire, sous l'influence des courants électriques, se fait mieux que les jours précédents. Le pouce commence à exécuter quelques légers mouvements comme le petit doigt. L'engourdissement et les fourmillements des doigts ont diminué d'une façon sensible.

26 *décembre*. — Le malade quitte l'hôpital sur sa demande. Le cubital et le médian ont beaucoup diminué de volume, bien qu'on sente encore la partie tuméfiée. Les fourmillements ont disparu. Les doigts exécutent des mouvements plus étendus d'extension et de flexion. La contraction des muscles sous l'influence de l'électricité se fait à peu près comme du côté opposé. La température entre les deux côtés ne présente qu'une différence très-minime.

Jusqu'au 31 décembre, le malade revient deux fois pour se faire électriser. Les mouvements des doigts et de la main sont en partie revenus. Le cubital et le radial ne présentent presque plus d'augmentation de volume.

28 *janvier*. — Le malade donne par lettre les renseignements suivants : « Je ne souffre plus beaucoup maintenant ; néanmoins, le nerf cubital est toujours très-sensible, il me reste une légère grosseur au niveau de ma blessure. Je ressens toujours aussi du froid au bras et à la main. »

Un mois après ces renseignements furent vérifiés et trouvés exacts par M. Terrillon qui revit le malade.

Nous avons déjà dit que nous laisserions de côté les paralysies du radial dites *à frigore ou par compression*, mais le nerf radial subit souvent des contusions par choc direct au niveau de son passage dans la gouttière de torsion. Nous n'avons pu étudier par des observations personnelles les suites des contusions bien nettes du radial. Mais nous avons trouvé dans les auteurs quelques faits qui montrent que la contusion du nerf radial peut avoir des conséquences analogues à celles de la contusion du nerf cubital.

En d'autres termes les désordres qui se produisent ne restent pas toujours limités à la sphère du radial.

M. Beaugrand a raconté dans sa thèse inaugurale (1) l'histoire d'un jeune soldat qui fit une chute du haut d'une voiture, et qui eut à la suite des fourmillements dans toute la partie postérieure de l'avant-bras et une paralysie complète des muscles extenseurs. Dans la chute la partie externe du bras avait porté sur la roue de la voiture. Il n'y avait ni fracture ni luxation. On diagnostiqua une contusion du nerf radial au niveau de la gouttière de torsion. Le blessé guérit par le repos : il sortit de l'hôpital militaire au bout d'un mois. L'observation ne mentionne aucun trouble consécutif.

Il n'en est pas de même d'un cas recueilli par M. Bachon, chirurgien militaire, qui a décrit la paralysie radiale des porteurs d'eau de Rennes. En 1864, les porteurs d'eau de cette ville se servaient encore d'immenses cruches à anses de fer, appelées *buids*. La cruche était appuyée contre la poitrine et le bras passé dans l'anse de fer de telle sorte qu'une partie du poids de la cruche reposait sur la face externe du bras, précisément au point où le nerf radial émerge de la gouttière de torsion. Il en résultait des contusions souvent répétées du nerf radial, et ces contusions chez les porteurs d'eau aboutissaient à des paralysies radiales, qui étaient évidemment d'origine traumatique. Quelquefois même les dés-

---

(1) Beaugrand. *Des lésions traumatiques des nerfs*. Thèse de Strasbourg, 1864.

ordres ne se bornaient pas à l'abolition de la motilité. On peut en juger, par l'observation suivante, dans laquelle la paralysie des muscles innervés par le radial s'accompagne d'arthropathies dans le poignet et le coude :

OBSERVATION XVI.

Contusion du nerf radial.—Paralysie de la motilité.—Douleurs et gonflement dans la zone de distribution de ce nerf.— Arthropathies dans le poignet, le coude et l'épaule, par Bachon. *(Recueil de mémoires de médecine, de chirurgie et de pharmacie militaires.* 1864. T. 11, page 326.)

Micault, 65 ans, porteur d'eau à Rennes, d'une constitution robuste, n'a jamais eu ni rhumatisme, ni névralgie, ni aucune affection ressemblant à célle qui l'amène à l'hôpital.

Dans les premiers jours de mars, il s'aperçut tout à coup qu'il ne pouvait plus saisir sa cruche avec la main gauche, et il remarqua que les doigts de celte main étaient fléchis et qu'il ne pouvait les étendre. Après cinq ou six jours, il sentit de la douleur dans le poignet, et cette douleur s'irradia bientôt dans l'avant-bras et le bras, et jusque dans l'épaule. En même temps apparaissait une légère tuméfaction du membre.

Le 13, à son entrée à l'hôpital, on constate l'état suivant : le bras est légèrement tuméfié depuis le poignet jusqu'à l'épaule. La main est dans la demi-flexion, les doigts sont fléchis dans la main. L'extension volontaire est impossible ; le pouce a conservé quelques mouvements. Quand on redresse les doigts ou la main, le malade accuse une vive douleur dans cette région ainsi que dans les muscles postérieurs de l'avant-bras. La pression est très-douloureuse dans cette partie et dans la portion externe et postérieure du bras, sur le trajet du nerf radial. Dans cet endroit, on constate un empâtement qui suit la direction du nerf. La sensibilité de la peau parait exagérée. Le malade se plaint de douleurs continues s'étendant dans tout le bras, mais particulièrement vers les *articulations du poignet et du coude*. Ces douleurs sont accompagnées d'engourdissement, et ces phénomènes s'exaspèrent pendant la nuit. Pas de réaction, pouls normal.

Diagnostic : Paralysie des muscles de la région postérieure de l'avant-bras, déterminée par une névrite du nerf radial.

Traitement : 10 sangsues sur la région externe et postérieure du bras, cataplasmes, bains locaux.

Nouvelle application de sangsues quelques jours après. Le malade va mieux. Les mouvements sont plus étendus, mais

il y a encore de la douleur et de l'engourdissement ; on constate toujours de l'empâtement sur le trajet du nerf.

Le 11 avril les mouvements se font à peu près comme à
l'état normal ; mais les douleurs persistent et s'irradient dans
la région postérieure du cou. L'affection prend évidemment
une forme névralgique.

Injection de sulfate d'atropine.

Le 6 juin, le malade sort de l'hôpital. Les mouvements des
doigts et de la main sont parfaitement rétablis et s'exercent
sans douleur. Mais malgré le traitement le plus énergique,
il reste *dans la région deltoïdienne une douleur assez vive qui
rend difficiles les mouvements d'élévation du bras.*

Le membre est un peu amaigri.

Malgré le peu de détails que fournit l'auteur de l'observation, il est facile de reconnaître que la paralysie radiale
s'est compliquée ici de douleurs articulaires dans le poignet
le coude et l'épaule du même côté. Il existait, lorsque le
malade est sorti de l'hôpital, *une douleur assez vive de la
région deltoïdienne, qui rendait difficiles les mouvements
d'élévation du bras.* C'est un symptôme analogue à celui
qu'ont présenté les deux malades de l'observation X et de
l'observation XIV, qui étaient atteints de contusion ancienne du cubital au niveau du coude et à l'avant-bras.

Un autre exemple d'extension des désordres à la sphère d'un
nerf voisin dans un cas de contusion du nerf radial nous
est fourni par Weir Mitchell. Nous reproduisons l'observation, parce qu'elle est concluante par les nombreux détails
qu'elle contient.

OBSERVATION XVII.

*Contusion du nerf radial droit par un coup de fleuret, extension
des désordres au nerf circonflexe ; guérison.* (Weir Mitchell.—
Lésions nerveuses, p. 257.)

Au mois de janvier 1865, C... P..., commis, âgé de 22 ans,
fut frappé par le bouton d'un fleuret à la partie moyenne du
bras droit et un peu en dehors. Les tissus furent fortement
contusionnés. Le jeune homme éprouva une douleur aiguë
qui se calma bientôt et laissa après elle une sensation de
fourmillement dans le pouce et dans le côté externe de l'avant-
bras. L'examen prouva que les mouvements de l'index avaient

perdu de leur force, et que le poignet ne s'étendait qu'avec difficulté. Le trajet du nerf radial était douloureux, et surtout le point où le coup avait porté. Malgré sa position profonde, la branche musculaire du radial était très-sensible à la pression, et elle resta dans cet état pendant plusieurs semaines. La maladie fut traitée par des applications de sangsues sur le trajet du nerf et par des injections de morphine et d'atropine ; le malade prit en même temps six gouttes de liqueur de Fowler par jour. Grâce à ce traitement, la douleur diminua lentement. Cinq mois après l'accident, voici quelle était la situation. Les mouvements d'extension étaient complets ; aucune douleur dans la main. La peau de la région externe de l'avant-bras était un peu sensible au toucher et sujette à des douleurs diurnes que la fatigue et l'humidité accroissaient. Le trajet des nerfs était encore un peu douloureux. Vers cette époque, la douleur commença à gagner l'épaule et l'impuissance du deltoïde apparut. L'application de ventouses scarifiées diminua la douleur, mais la faiblesse du deltoïde s'accrut, le muscle diminua de volume au point que le bras ne pouvait pas être écarté du corps de plus de six pouces. Quinze jours plus tard, ces symptômes s'étaient amendés, et le rétablissement se fit avec une grande rapidité. Dans l'été de la même année, le malade n'éprouvait plus que des douleurs insignifiantes dans le bras et seulement à des intervalles éloignés. Il n'y avait plus de douleurs dans l'épaule, mais le deltoïde était encore un peu grêle et le bras ne pouvait pas être soulevé au dessus du niveau de l'épaule.

Weir Mitchell fait suivre l'observation de quelques réflexions, dont nous aurons plus loin à discuter la valeur. Il lui semble naturel de supposer que les désordres qui avaient d'abord affecté le nerf radial s'étaient ensuite étendus directement au nerf circonflexe. Il repousse dans ce cas l'hypothèse de troubles réflexes, qui serait, d'après lui, tout à fait gratuite.

Quoi qu'il en soit de cette explication, qui a au moins l'avantage d'être très-logique, contentons-nous pour le moment de noter le fait brutal. Ce fait concorde avec plusieurs que nous avons déjà cités. Il y a là une raison suffisante pour grouper tous les faits semblables. Lorsque nous aurons de la même manière rapporté les principaux faits pathologiques qui se rencontrent, nous aurons à nous demander s'il faut avoir recours à une théorie quelconque pour en chercher l'interprétation.

Avant de terminer cette revue rapide de contusions des nerfs du bras par choc direct, nous reproduirons encore une observation de contusion du plexus brachial sans fracture ni luxation concomitante. Ce n'est pas que les suites de cette contusion aient présenté des particularités intéressantes au point de vue qui nous occupe spécialement, il y a au contraire dans les phénomènes ultérieurs rien de bien saillant qui soit digne d'attirer l'attention.

Nous donnons cette observation dans le seul but de montrer que les nerfs du plexus brachial dans l'aisselle, quoique protégés en avant par l'épaisseur du grand et du petit pectoral sont exposés à subir des contusions par choc direct d'un corps contondant sur la paroi antérieure de l'aisselle.

OBSERVATION XVII.

Coup à l'épaule droite.— Contusion du plexus brachial.—Paralysie de tous les muscles du bras. — Guérison par l'électricité. (Guénot. — Paralysie consécutive à la compression des nerfs. — Thèse Paris, 1872.)

Boudeville (Charles), passementier, entre à l'hôpital Saint-Louis, salle Napoléon, le 16 novembre 1869.

Cet homme raconte que, quelques jours avant son entrée à l'hôpital, en rentrant le soir chez lui, il vint heurter contre la barre de fer avec laquelle un boutiquier fermait sa boutique. Le coup porta à l'épaule droite, dans la région sous-claviculaire, au niveau de l'insertion du grand pectoral, un peu en dedans de l'humérus. Le malade éprouva aussitôt une vive douleur ; son bras s'engourdit et retomba inerte le long du corps sans pouvoir exécuter aucun mouvement.

On ne voit aucune ecchymose ; le bras est complétement paralysé, ainsi que l'avant-bras et la main dont les doigts sont maintenus fléchis. M. Peter, chef de service suppléant M. Vidal, diagnostiqua une paralysie complète de tous les muscles annexés par les branches nerveuses du plexus brachial, par suite de compression et de contusion des nerfs. La contractilité électrique est perdue dans les muscles paralysés.

Les jours suivants, malgré l'emploi de l'électrisation localisée, le malade vit son deltoïde s'atrophier d'une façon très-notable, et la paralysie plutôt augmenter que diminuer.

Plus tard M. Constantin Paul traita le malade par les courants continus ; l'amélioration se produisit lentement. Enfin le malade guérit et quitta l'hôpital le 5 mars 1870, après avoir recouvré l'usage de son bras.

Si maintenant nous voulons résumer en quelques mots les points les plus importants qui nous paraissent ressortir de l'étude des contusions des troncs nerveux du bras par choc direct, nous dirons que ces contusions, indépendamment des paralysies immédiates qu'elles déterminent, peuvent entraîner plus tard des accidents multiples, les uns localisés à la région du nerf contus, les autres s'étendant aux régions des nerfs voisins, et envahissant au besoin les articulations du poignet, du coude et de l'épaule.

Contusions des nerfs par corps étrangers.

Un grain de plomb, une balle, un morceau de verre, etc., qui se logent dans les parties molles du bras ou de l'avant-bras, déterminent quelquefois la contusion d'un ou de plusieurs troncs nerveux. Si le corps étranger reste long-temps fixé au milieu des tissus, et si par l'une de ses extrémités il se trouve en rapport de contiguité ou simplement de voisinage avec un nerf, le moindre frottement sur la région, le plus petit choc d'un agent extérieur aura pour conséquence une contusion du nerf. Ces contusions, on le comprend sans peine, seront fréquemment répétées, surtout si le corps étranger fait une saillie sous la peau.

Indépendamment des cas de tétanos que déterminent assez souvent les corps étrangers des nerfs, et dont nous n'avons pas à nous occuper, les corps étrangers qui sont la cause de contusions nerveuses peuvent amener toute une série de désordres comparables à ceux que nous avons décrits dans le paragraphe précédent. Ces désordres ont même d'autant plus de chances de se produire, que la contusion se renouvelle plus fréquemment et entretient ainsi dans le nerf une irritation presque constante.

Les observations bien probantes de corps étrangers venus du dehors, et amenant de simples contusions sont rares dans la science. C'est ce qui nous a engagé à reproduire avec tous les détails une intéressante observation que notre ami et collègue, M. Maurice Letulle, interne lauréat des hôpitaux, a eu l'obligeance de nous communiquer. Il s'agit dans cette observation d'un morceau de verre logé depuis quatorze ans, chez un garçon de 16 ans, dans les parties molles au-dessous du pli du coude. Le garçon et les parents ignoraient que ce corps étranger fût resté dans le bras ; plusieurs médecins consultés n'avaient pu éclairer la famille. Cependant lorsque l'enfant recevait un choc, ou un froissement trop accentué dans la région du coude, il éprouvait des douleurs qui s'étendaient vers l'avant-bras et vers la main. En même temps il avait par intervalles au bout des doigts, principalement dans l'index et le médius de petites pustules qui perçaient sans causer de douleur.

Il se produisait évidemment du côté d'un ou de plusieurs nerfs des poussées inflammatoires qui produisaient ces désordres.

Mais avant d'entrer dans la discussion du diagnostic de la lésion nerveuse déterminée par le corps étranger, commençons par transcrire l'observation.

Observation XVIII.

Corps étranger de la région du coude (morceau de verre).— Atrophie de l'avant-bras et de la main.—Troubles amyotrophiques en rapport avec une lésion ancienne du médian.— Extraction, réunion immédiate. (Communiquée par M. Maurice Letulle, interne des hôpitaux.)

Le nommé Charquillon, Lucien-Pierre, âgé de 16 ans, garçon boucher, entre le 13 septembre 1876, salle Saint-Jean, lit n° 24, dans le service de M. le professeur Trélat, à la Charité.

A l'âge de 2 ans, ce garçon tomba sur un chassis de verre et se fit plusieurs plaies au membre supérieur droit. On trouve, en effet, sur la face antéro-externe du bras une cicatrice longue de 7 à 8 centimètres environ, superficielle.

Depuis une dizaine d'années, son père s'était aperçu que l'enfant portait au niveau de la face interne du coude une grosseur mobile, profondément enclavée. Par instants, il arrivait que, sous l'influence d'un frottement ou sans cause appréciable, la région déformée devenait rouge et chaude ; en même temps, l'enfant éprouvait des élancements douloureux dans l'avant-bras, la main et les doigts, puis tout se calmait bientôt.

Le père montra le bras de son enfant à plusieurs médecins qui hésitèrent sur le diagnostic : on parla de luxation de coude mal réduite.

Le fait est que le jeune homme étend difficilement son bras gauche ; l'extension absolue de l'avant-bras sur le bras n'est pas possible, et le bras droit est plus faible que le gauche.

Il y a une huitaine de jours, en soulevant un morceau de mouton, il froissa son coude violemment et ressentit une douleur vive. D'ordinaire, la grosseur, peu saillante, était rarement douloureuse.

Le coude gonfla, devint sensible à la pression, et le corps, mobile sous la peau, vint faire une saillie très-marquée. C'est alors que le malade entra à l'hôpital.

État actuel. On trouve, à 2 centimètres au-dessous de la saillie épitrochléenne, une petite saillie rosée, lisse, de la grosseur d'une tête d'épingle ; la peau y est tendue et amincie ; au-dessous, la région paraît un peu saillante.

La palpation sur le sommet de la tumeur éveille tout d'abord une douleur vive ; on sent un corps pointu, dur, solide, mobile qui se déplace facilement en produisant un petit bruit (sorte de craquement). Si l'on remonte vers le pli du coude, on sent encore, mais plus profondément, dans les masses musculaires, le corps étranger jusqu'à 3 centimètres environ de la pointe sous-cutanée.

La douleur éveillée dans la région s'irradie dans la direction du nerf médian. Les mouvements du coude sont indemnes, sauf l'extension absolue qui cause une douleur assez vive dans la région du corps étranger.

14 septembre. — Incision de 2 centimètres 1/2, un peu oblique en bas et en dedans ; extraction assez facile d'un fragment de verre long de 3 centimètres, fusiforme. Au point le plus large il mesure 7 millimètres. Les bords sont durs, anguleux, nullement usés, la pointe inférieure très-pointue, un peu bifide (résultat probable de l'extraction) ; l'extrémité supérieure profonde, intra-musculaire, plus large et moins acérée.

Le verre présente sa transparence et son poli habituels.

On tente la réunion immédiate : morceaux d'amadou de chaque côté de la plaie, réunis par des bandes de diachylon, immobilisant le coude dans la demi-flexion.

15 septembre. — La réunion profonde s'est faite ; les lèvres de la plaie ne sont pas accolées. On place deux lamelles de baudruche collodionnée rapprochant les lèvres aux extrémités, et on laisse la partie centrale de la plaie à découvert.

16 *septembre*.— On examine soigneusement le membre supérieur droit au point de vue de la sensibilité et de la motilité.

La sensibilité paraît partout intacte.

Il existe une atrophie manifeste de l'avant-bras et de la main.

Au bras, le volume des deux membres est le même.

La longueur de l'avant-bras droit, mesurée de l'épitrochlée à l'apophyse styloïde du cubitus : 24 cent.

La longueur de l'avant-bras gauche (sain) : 25 cent.

		Longueur	Largeur
Main	droite	18 cent.	0,255
	gauche	19 1/2	0,265

La longueur a été mesurée de l'os pisiforme à la pointe du médius. La largeur a été mesurée à l'articulation métacarpo-phalangienne du pouce de l'articulation métacarpo-phalangienne du petit doigt.

La circonférence des 2 membres est inégale.

		Droit	Gauche
Circonférence de l'avant-bras	à 1 centimètre au-dessous de l'épitrochlée.	0,25 5	0,265
	à la partie moyenne..	0,20 5	0,23
Circonférence du poignet, à la base de l'apophyse styloïde du radius.		0,15 5	0,16

En somme l'atrophie paraît beaucoup plus marquée à l'œil qu'à la mensuration exacte.

Un fait qui frappe dès l'abord, c'est qu'au niveau de l'avant-bras, l'atrophie porte surtout sur les muscles épitrochléens.

Le long supinateur et les radiaux paraissent presque aussi volumineux qu'à gauche ; le cubital antérieur existe à peine du côté droit ; pourtant il se contracte bien et les mouvements du poignet qui lui appartiennent se font assez bien.

Le rond pronateur, les palmaires, les fléchisseurs communs des doigts sont très-atrophiés, toutefois ils se contractent.

A la face antérieure de l'avant-bras, la convexité, la rondeur, normale à gauche, est représentée, à droite, par une sorte de gouttière verticale ou surface plane qui dessine bien le squelette des os de l'avant-bras.

Tous les mouvements du poignet, de la main sont possibles, mais moins vigoureux qu'à gauche. Le malade résiste mal à l'extension forcée surtout ; la flexion forcée est possible, cependant les muscles extenseurs résistent plus facilement.

Les muscles de la région postérieure de l'avant-bras sont un peu atrophiés, mais moins notablement que ceux de la région interne.

A la main, on constate une atrophie manifeste des éminences thénar et hypothénar, mais l'atrophie porte plus particulièrement sur les muscles de l'éminence thénar (médian). Les interosseux ne paraissent pas atrophiés, les mouvements du petit doigt sont faciles, ceux du pouce possibles, sauf la flexion complète, la deuxième phalange reste dans l'axe de la première, alors même que le malade s'efforce de faire une flexion forcée; la flexion de l'index est moins complète et surtout moins vigoureuse que celle des autres doigts. La sensibilité électrique est égale des deux côtés.

La contractilité électrique est très-marquée dans les masses musculaires qui répondent bien ; tous les mouvements, sauf la flexion du pouce et la flexion complète de l'index sont déterminés par le courant faradique. On constate au bout de l'index et du médius de petites cicatrices gaufrées. Le malade déclare avoir eu souvent au bout des doigts de petites ulcérations atoniques qui disparaissaient au bout d'un certain temps. Depuis un an, il n'en a plus vu.

En résumé, le malade présente une atrophie notable de tous les muscles innervés par le médian, une atrophie du cubital antérieur innervé par le cubital, et une faiblesse assez grande des muscles extenseurs innervés par le radial. Il n'a pas de troubles de la sensibilité. On note encore une arthropathie de l'articulation phalangienne du pouce, puisque la seconde phalange ne peut être fléchie sur la première. Il y a également des arthropathies dans les articulations phalangiennes de l'index.

Ces désordres sont attribués à une lésion du nerf médian par le séjour prolongé du corps étranger dans l'avant-bras.

18 octobre. — Le malade subit chaque jour, pendant une dizaine de minutes, une séance de faradisation.

Il trouve que son membre supérieur droit, dont il se sert de préférence, devient de plus en plus fort. Toutefois, il ne peut encore fléchir la 2e phalange sur la 1re, et la flexion de l'index n'est pas complète.

Les masses musculaires paraissent augmenter de volume, les interosseux se contractent très-bien.

Avait-on affaire dans le cas précédent à une section du nerf médian ? La nature du corps étranger logé dans les

parties molles ne permet pas de le supposer. Si le morceau
de verre très-étroit a rencontré le tronc du nerf médian ;
il l'a plutôt contusionné en déchirant peut-être quelques
fibres. Quant au nerf cubital, sa situation sous la face profonde du muscle cubital antérieur à la partie interne du
bras, le mettait à peu près à l'abri d'une blessure puisque
le morceau de verre, long de 3 centimètres et large de 7
millimètres seulement, se dirigeait de dedans en dehors et
des parties superficielles vers les parties profondes, en par-
tant d'un point situé à 2 centimètres 1/2 au dessous de l'é-
pitrochlée.

Tout au plus un rameau nerveux appartenant au muscle
cubital antérieur aurait-il pu être intéressé, puisque l'extrémité inférieure du morceau de verre correspondait à
peu près à la place occupée par ce muscle. Cela ren-
drait d'ailleurs parfaitement compte de l'atrophie excessive de ce muscle. qui contraste avec l'atrophie légère des
muscles de l'éminence hypothénar et avec la conservation
presque complète des interosseux innervés par le même
nerf cubital.

Dans la sphère du radial on remarque également un peu
d'atrophie des muscles extenseurs, bien que le nerf radial
situé sous le long supinateur n'ait pu être intéressé. C'est
le pendant de l'observation de Duchenne que nous avons
citée.

Les arthropathies des articulations des doigts sont res-
tées limitées à la zone du nerf médian. Il en est de même
des ulcérations trophiques des extrémités digitales, consécutives à l'éruption de bulles ou de vésicules remplies de
sérosité. Ce dernier symptôme, ainsi que l'ont montré MM.
Charcot, Mougeot, Couyba, Porson, Weir Mitchell, est un
symptôme de névrite. Il est donc probable que, pendant la
longue période de quatorze ans qui s'est écoulée entre l'in-
troduction du corps étranger et son extraction, il y a eu
plusieurs poussées de névrite descendante sur le nerf
médian.

Mais ce que nous voulons retenir de l'intéressante observation de M. Letulle, c'est l'atrophie de toutes les parties

constituantes de l'avant-bras et de la main, atrophie bien plus marquée dans la zone de distribution du nerf médian, mais intéressant aussi les parties auxquelles se distribuent le nerf cubital et le nerf radial probablement laissés intacts par le corps étranger.

Contusions des nerfs par luxation.

La contusion des cordons du plexus brachial n'est pas rare à la suite des luxations de l'épaule en dedans. Par sa situation, le nerf circonflexe, qui se trouve plus étroitement en rapport avec la capsule, est plus exposé que les autres. De là viennent les paralysies du deltoïde que l'on voit survenir assez fréquemment à la suite d'une luxation de l'épaule en dedans, ou même à la suite d'une simple chute sur le moignon de l'épaule.

Les anciens connaissaient ces accidents : les paralysies du bras consécutives aux luxations de l'épaule ont été signalées par Desault (1), Bichat, Boyer, Astley Cooper. Malgaigne prétend même qu'elles n'auraient point échappé à Erasistrate, et que J.-L. Petit en aurait vu des exemples. Mais on attribuait de pareilles complications aux tentatives de réduction et aux différents procédés employés.

Une autopsie faite par Flaubert (2) sur une femme de 70 ans qui avait eu une luxation de l'épaule réduite en deux tentatives, montra que les quatre dernières paires du plexus brachial avaient été arrachées de la moelle au niveau de leur implantation. Flaubert cite encore le cas d'un homme de 50 ans, atteint d'une luxation de l'épaule datant de quinze jours. On dut cesser les manœuvres de réduction parce que le malade accusait de grandes douleurs avec engourdissement dans le poignet et la main, ainsi que dans le membre abdominal. « Dans la nuit qui suivit ces tenta-

---

(1) *Œuvres chirurgicales*, t. I, p. 355.
(2) Flaubert. *Répertoire d'anatomie et de physiologie.* 1827.

tives, le malade éprouva une vive douleur dans le membre luxé, et surtout à la partie inférieure du col. Les douleurs du col, du dos, qui se prolongeaient vers l'avant-bras, le poignet et le petit doigt, durèrent un certain temps. Quelques mouvements volontaires de flexion et d'extension revinrent aux doigts ; l'avant-bras put être fléchi, mais les douleurs persévérèrent au col, au poignet et à l'avant-bras. Le membre maigrit et resta inutile. »

En 1851 une discussion s'engagea sur ce sujet à la *Société de chirurgie*, à la suite d'une communication de M. Chassaignac sur une paralysie du bras consécutive à une luxation de l'épaule. M. Debout, adoptant les idées exposées dans la thèse de M. Simonis Empis (1), essaya d'expliquer la paralysie, non par une contusion des cordons nerveux, mais par la contusion du muscle lui-même.

Nélaton montra plus tard par des expériences cadavériques que, dans les luxations en dedans, les nerfs du plexus brachial peuvent être comprimés entre la clavicule, la première côte et la tête de l'os luxé. Il n'en fallait pas davantage pour prouver que les lésions nerveuses peuvent aussi bien être le fait de la luxation elle-même que des manœuvres de réduction. Il est même probable que les accidents de paralysie sont dus bien plus souvent à la première qu'à la seconde cause.

Hilton, cité par Weir Mitchell, a décrit une luxation en bas dans l'aisselle, dont la réduction, facile à opérer, était difficile à maintenir. Après la treizième semaine, le malade mourut d'une affection pulmonaire, et l'on put s'assurer que le nerf circonflexe avait été déplacé et déchiré.

Nous ne voulons point ici rassembler les nombreuses observations de paralysie générale ou partielle du bras, consécutive à une luxation de l'épaule. La description de ces paralysies ne rentre pas dans le cadre que nous nous sommes tracé.

---

(1) Thèse de Paris. 1850.

Nous rappellerons seulement que nous avons observé à l'Hôtel-Dieu, dans le service de notre maître, M. le professeur Richet, un cas de paralysie du deltoïde, suite de luxation de l'épaule, avec perte de la sensibilité dans toute la zone innervée par le nerf circonflexe. Ce cas est absolument analogue à celui que M. Théophile Anger communiqua en 1875 à la Société de chirurgie. Notre malade, âgé de 59 ans, s'était luxé l'épaule droite en dedans, à la suite d'un choc violent qui avait porté, non sur le moignon de l'épaule, mais sur la partie moyenne du bras. La luxation fut réduite par un médecin du dehors. Avant, comme après la réduction, le malade éprouva dans tout le membre supérieur jusqu'au poignet de fortes douleurs qui augmentaient d'intensité la nuit.

Lorsque nous le vîmes à l'Hôtel-Dieu le 16 mars 1878, deux mois après l'accident, il avait une paralysie du nerf circonflexe, avec un commencement d'atrophie dans le muscle deltoïde, et une anesthésie complète de la peau sur le moignon de l'épaule et la partie inférieure de la fosse sous-épineuse. Les douleurs lancinantes du bras et de l'avant-bras avaient cessé.

En exécutant des mouvements dans l'articulation de l'épaule on faisait naître des craquements.

On traita le malade par l'électrisation du deltoïde. Au bout de quinze jours il sortit en bonne voie de guérison.

Nous ne savons pas ce qu'est devenu ce malade depuis cette époque. Ce sont pourtant les conséquences ultérieures de cette contusion du nerf radial qui seraient intéressantes à connaître, au point de vue plus spécial qui nous occupe.

Nous avons encore vu, dans le même service de M. Richet, en janvier et février 1878, une femme de 73 ans, à qui un de nos collègues avait réduit une luxation sous-coracoïdienne par un simple coup de pouce donné sur la tête humérale. Elle eut à la suite une paralysie incomplète de tous les muscles animés par le nerf radial, avec abolition ou diminution de la sensibilité limitée à la zone du même nerf. Malgré des séances quotidiennes d'électrisation la malade sortit sans avoir recouvré complétement l'usage de son membre.

Pour montrer que les autres cordons nerveux du plexus brachial peuvent être contusionnés isolément dans les luxations de l'épaule, nous citerons aussi une observation inédite de paralysie du nerf cubital, que nous devons à l'obligeance de notre collègue et ami M. Pioger, qui l'a recueillie dans le service de M. Panas à l'hôpital Lariboisière. Dans cette observation, comme dans les deux cas personnels que nous avons sommairement exposés, il y a une lacune : le malade n'a pas été suivi assez longtemps pour que l'on puisse juger si la contusion du nerf cubital dans le creux de l'aisselle n'a pas eu plus tard un retentissement sur les autres nerfs du bras.

OBSERVATION XIX.

Luxation intra-coracoïdienne de l'épaule. — Réduction par un procédé de douceur. — Paralysie du nerf cubital. — Névrite.
(Communiquée par M. Julien Pioger, interne des hôpitaux.)

Le nommé Saint-Martin, Nicolas, âgé de 66 ans, profession couvreur, entre le 14 décembre 1877, salle Saint-Ferdinand, lit n° 28, à l'hôpital Lariboisière, dans le service de M. Panas.
Le malade est tombé il y a trois jours du haut d'une échelle sur le moignon de l'épaule ; aussitôt après, douleur vive et impuissance du membre; depuis il a éprouvé des fourmillements et de l'engourdissement dans tout le membre, particulièrement sur le bord interne de l'avant-bras et de la main ; il a même remarqué qu'il ne sentait plus rien avec ses deux derniers doigts. A son entrée, nous constatons tous les signes d'une luxation intra-coracoïdienne : aplatissement du moignon de l'épaule et dépression au niveau de la cavité glénoïde, élargissement de la paroi antérieure de l'aisselle dans laquelle on voit une saillie convexe que la main reconnaît assez facilement pour la tête de l'humérus, surtout en imprimant des mouvements de rotation à l'humérus, qui sont communiqués à cette saillie ; déviation de l'axe de l'humérus qui, prolongé par la pensée, irait tomber en avant et en dedans, non-seulement de la cavité glénoïde, mais de l'apophyse coracoïde, etc. ; à ces signes physiques s'ajoutent comme troubles fonctionnels l'impossibilité des mouvements d'adduction et de propulsion en avant, tandis que la rotation en dehors et la propulsion en

arrière sont assez faciles à communiquer au membre; de plus, et c'est là pour M. Panas le meilleur signe différentiel de la variété intra coracoïdienne, les troubles fonctionnels du côté du paquet vasculo-nerveux, en particulier du nerf cubital. Nous constatons en effet une diminution notable de la sensibilité cutanée de la partie interne et inférieure de l'avant-bras et de la moitié interne de la main; la contraction volontaire n'est pas complétement abolie dans la sphère du nerf, cependant il est facile de remarquer la disposition légèrement en crochet de l'auriculaire et de l'annulaire, l'impossibilité des mouvements d'abduction de l'index avec méplat au niveau du premier interosseux dorsal, d'adduction du petit doigt; en faisant étendre les doigts des deux mains et disant au malade d'écarter les doigts et de les rapprocher alternativement, nous voyons que ces mouvements ne sont possibles que du côté sain; la flexion volontaire de l'annulaire est à peu près normale, mais celle du petit doigt est à peu près impossible : elle se borne en effet à une légère flexion de la troisième phalange, ce qui s'explique du reste fort bien par l'action du fléchisseur superficiel.

La réduction est faite par le procédé de douceur que M. Panas a toujours employé avec succès dans ces luxations : ce procédé consiste à faire suivre à la tête le trajet qu'elle a dû parcourir pour se luxer, c'est-à-dire la rotation en dehors, puis un mouvement de propulsion de bas en haut et d'arrière en avant. La résistance musculaire est d'abord vaincue par des tractions continues : extension et contre-extension pratiquée par deux ou trois aides. Lorsque les muscles cessent de résister par leur contraction, c'est-à-dire lorsqu'ils ne forment plus une corde dure et résistante, M. Panas fait une légère traction dans le sens de la déviation, avec une rotation en dedans : la tête rentre aussitôt dans la cavité. Après réduction, le membre est maintenu par une écharpe.

Le malade sera électrisé tous les jours, d'abord avec des courants continus, puis plus tard avec des courants interrompus.

16 *décembre*. — Le malade se plaint de fourmillements et d'engourdissements encore plus considérables; il éprouve même des douleurs le long du bord externe des bras; la sensibilité paraît encore plus abolie : le malade montre très-bien les limites de ce phénomène : il précise ainsi qu'il sent bien sur la moitié externe de la face dorsale du médius, mais non sur la moitié interne du même doigt.

18 *décembre*. — Les douleurs augmentent et empêchent le malade de dormir : injection sous-cutanée de chlorhydrite de morphine à la contre-visite.

19 *décembre.* — Le malade a passé une bonne nuit; nouvelle injection le soir.

20 *décembre.* — Les douleurs sont moins vives.

27 *décembre.*—Le malade souffre moins, et commence à sentir un peu; il peut faire une légère adduction du petit doigt; mais l'abduction de l'index et l'écartement des autres doigts dans l'extension n'est pas encore possible.

Weir Mitchell a mentionné des contractures qui surviennent dans les muscles du bras et de l'avant-bras plusieurs semaines après la luxation, ainsi que des arthropathies dans les petites articulations. Nous avons observé un bel exemple de contracture intermittente des muscles fléchisseurs de l'avant-bras et de la main, chez un malade du service de M. Richet, qui avait une luxation non réduite datant de quinze mois. La luxation tenait le milieu entre une luxation sous-glénoïdienne et une luxation sous-épineuse. La tête de l'humérus immobilisée sur le bord axillaire de l'omoplate faisait plus de saillie en arrière et en dehors qu'en dedans et en avant. Plusieurs chirurgiens, entr'autres MM. Panas et Benjamin Anger, virent le malade au mois de juillet 1878. On essaya des tractions continues avec des bandes de caoutchouc, mais on ne put changer la situation de la tête de l'humérus. L'avant-bras et le bras étaient atrophiés; le malade avait de l'hyperesthésie sur toute la face antérieure de l'avant-bras, et des fourmillements dans les doigts. Pendant un séjour de six semaines qu'il fit à l'Hôtel-Dieu le malade eut à deux reprises de véritables crises de contracture dans le biceps, dans le coraco-brachial, le brachial antérieur, et dans les muscles de la région antérieure de l'avant-bras. Dans ce cas on ne peut dire quels étaient les cordons nerveux qui avaient été primitivement lésés.

Callender (1) signale également un cas de luxation non réduite de l'épaule avec paralysie permanente du del-

---

(1) *Injuries to nerves complicating joint fractures* (*Saint-Bartholomew's hospital Reports.* Vol. VI, 1870, p. 37.)

toïde. Le malade étant mort huit mois après l'accident, on trouva à l'autopsie le nerf circonflexe comprimé par la tête de l'humérus, aplati et solidement adhérent à la capsule articulaire.

A défaut d'autre observation personnelle sur les suites éloignées des contusions du plexus brachial par déplacement de la tête de l'humérus, nous reproduirons le résumé d'une observation publiée en Allemagne par M. Eulenburg.

On y retrouve cette altération particulière des ongles qui n'appartient qu'aux lésions des nerfs périphériques; de plus des troubles trophiques de la peau, et des altérations des articulations phalangiennes, qui s'étaient développés en très-peu de temps.

OBSERVATION XX.

Contusion du plexus brachial consécutive à une luxation de l'épaule. — Paralysie de tout le membre. — Troubles trophiques; abaissement de la température; coloration violacée de la peau: hypertrophie des ongles, etc., par Eulenburg. (*Berlin. Klin. Wochens*, n° 3, p. 26, 1873, et *Revue des Sciences médicales*, 1874, t. III, p. 625.)

Homme de 61 ans : luxation de l'humérus gauche à la suite d'un chute sur le verglas, réduction le troisième jour. Six jours après l'accident, l'auteur vit le malade et put constater chez lui les symptômes suivants : 1° une paralysie complète de tous les muscles desservis par les branches de bifurcation du plexus brachial ; nerfs axillaire, musculo-cutané, radial, médian, cubital ; 2° une anesthésie absolue de la main et de l'avant-bras correspondants ; 3° des troubles vaso-moteurs très-intenses, consistant en un abaissement considérable de température de la main et du tiers inférieur de l'avant-bras paralysé, la différence s'élevant jusqu'à 7 1/2 degrés centigrades en faveur du membre sain ; la peau ressemblait à un papier mince et glacé, les sécrétions cutanées faisaient absolument défaut; tandis que la main était livide, sur le dos de l'avant-bras on apercevait des taches et des bandelettes blanchâtres au niveau desquelles la peau était non-seulement décolorée, mais encore rétractée, de telle sorte que l'aspect en était tout à fait semblable à celui des parties du visage atteintes

de trophonévrose au début. En revanche, les ongles considérablement hypertrophiés étaient plus longs, plus incurvés,
plus colorés que sur l'autre main ; les phalanges étaient atrophiées, noueuses au niveau de leurs articulations; les extrémités des doigts en forme de coins ; en même temps, dans
leur ensemble, les doigts étaient fléchis et contracturés.

Malgré cette paralysie complète, les troncs nerveux n'étaient
pas intéressés dans leur continuité, car pour produire des
contractions dans le bras, il suffisait d'appliquer de simples
courants d'induction au cou, c'est-à-dire au-dessus du siége
de la lésion : cette circonstance permettait un pronostic relativement favorable, et, en effet, depuis lors, la sensibilité au
contact est un peu revenue, le malade peut faire quelques
mouvements. L'excitabilité galvanique n'a jamais été complétement détruite dans les nerfs et les muscles paralysés.

Nous n'avons rien de bien spécial à dire au sujet des
luxations du coude entraînant des lésions nerveuses. Ces
cas sont très-rares : nous n'en avons trouvé dans les auteurs que deux exemples parfaitement authentiques.

Le premier, cité par Tailhé (1), a été publié par A. Boyer,
dans la *Gazette médicale* en 1833. Il peut se résumer
ainsi :

« Paralysie de l'avant-bras gauche à la suite d'une luxation du coude réduite. Quelque temps après paralysie de
la jambe du même côté; sensibilité intacte; conservation
des facultés intellectuelles et des mouvements du côté
droit ».

Le second cas, mieux observé, appartient à M. Callender, chirurgien de l'hôpital Saint-Barthélemy, à Londres.
Le nerf médian fut tiraillé et contus, et l'artère humérale
rompue dans un cas de luxation du cubitus en arrière.
Trois jours après des phlyctènes apparurent sur l'avant-
bras. L'observation est muette sur beaucoup de détails importants; malgré cela nous croyons utile de la reproduire :

---

(1) Tailhé. *Paralysie des avant-bras.* (Thèse de Paris, 1850).

Observation XXI.

Luxation du cubitus en arrière. — Rupture de l'artère humérale. — Contusion du nerf médian. — Au bout de trois jours apparition de phlyctènes sur l'avant-bras. — Amputation; guérison. — Par W. Callender (Saint-Bartholomew's hospital Reports, 1860, page 37.)

Un enfant de 11 ans eut l'avant-bras violemment tiré et tordu en pronation forcée. L'humérus se déplaça en avant sur le cubitus et l'artère humérale fut rompue transversalement. On pratiqua la ligature et on réduisit la luxation : mais un accident se déclara à la suite, le nerf médian ayant été tiraillé en même temps qu'avait lieu la rupture de l'artère. Le 3ᵐᵉ jour en effet des phlyctènes apparurent sur le côté interne de l'avant-bras.

Le malade conservait encore quelques mouvements de la main. Après l'amputation du bras, on vit clairement que ces mouvements étaient effectués à l'aide des muscles innervés par le radial, car ces muscles avaient leur apparence normale tandis que ceux qui dépendent du médian étaient décolorés et exsangues. Ce malade soigné par M. Coote a guéri.

Ces phlyctènes au troisième jour indiquent que le travail inflammatoire s'était développé avec une grande rapidité dans le nerf contus. L'observation XXI fournit encore un exemple de troubles trophiques précoces ; elle se place à côté de l'observation d'Eulenburg.

En dehors de ces deux contusions du nerf médian, compliquant une luxation du cubitus, les chirurgiens n'ont signalé jusqu'ici de lésion du nerf cubital que dans les cas de luxation du coude compliqués de fracture de l'épitrochlée ou de l'extrémité inférieure de l'humérus.

Nous avons eu nous-même l'occasion de voir deux luxations anciennes du coude en arrière non réduites, la première chez un de nos collègues, la seconde chez un ouvrier de 60 ans.

Notre collègue, dont la luxation remonte à l'enfance, et qui s'est toujours bien observé, au moins dans ces dix dernières années, n'a jamais eu d'élancements dans l'avant-bras ni dans les doigts. L'avant-bras du côté malade est aussi développé que l'avant-bras du côté sain ; seul le triceps est atrophié parce qu'il ne peut agir pour ramener l'avant-bras dans l'extension. Le biceps est aussi atrophié mais un peu moins, parce que le radius exécute quelques mouvements de rotation. On sent derrière l'épitrochlée le cordon du nerf cubital qui n'est pas hypertrophié.

C'est à l'Hôtel-Dieu, dans le service de M. Richet, que nous avons vu le second malade le 25 juin 1878. C'était un homme âgé de 59 ans qui était entré à l'hôpital pour une contusion du thorax. En l'examinant, nous vîmes que l'avant-bras du côté droit était moins développé que celui du côté gauche. Un seul mouvement, celui de pronation, s'exécutait dans l'articulation du coude qui présentait une déformation caractéristique. L'olécrâne était remonté en arrière, et la tête du radius faisait une forte saillie en arrière et en dehors, cachant en partie l'épicondyle ; l'épitrochlée était très-saillante en dedans ; et le diamètre transversal du coude était augmenté malgré l'atrophie de l'avant-bras. Il s'agissait évidemment d'une ancienne luxation du coude en arrière et en dehors qui n'avait jamais été réduite. Interrogé sur l'origine de cette déformation le malade déclara qu'il était tombé vers l'âge de 15 ans, et qu'aucun médecin n'avait jamais touché à son bras. Il n'avait pas de douleur spontanée ou provoquée sur le trajet des nerfs. On constatait seulement une atrophie assez marquée de tous les muscles du bras, triceps, biceps, brachial antérieur ; à l'avant-bras les muscles fléchisseurs étaient également diminués de volume. A la main droite la saillie des deux éminences thénar et hypothénar était effacée. En dehors de l'atrophie musculaire il n'y avait aucun autre signe de lésion nerveuse ; et le malade lui-même, habitué depuis plus de quarante ans à voir son bras droit plus petit que le gauche, ne faisait aucune attention à son état.

Les luxations du poignet sont rares ; malgré les désordres dont elles s'accompagnent d'habitude, par suite de la violence des traumatismes qui les produisent, on n'a jamais noté dans les autopsies ou les expérimentations cadavériques, la lésion d'un des troncs nerveux qui avoisinent le poignet.

Contusions par fracture

Avant le travail de M. Ferréol Reuillet (1) on connaissait peu les lésions nerveuses dans les fractures. Malgaigne avait pu écrire avec quelque apparence de raison dans son *Traité des fractures* (page 82) : « Autant qu'il m'est permis de l'affirmer d'après les faits venus à ma connaissance, la lésion des troncs nerveux est extrêmement rare dans les fractures. »

Or des faits nouveaux sont venus démontrer que l'opinion de Malgaigne était exagérée, surtout en ce qui concerne le membre supérieur. On observe des lésions des troncs nerveux avoisinants dans les fractures de l'hümérus, du radius, du cubitus, des métacarpiens et même de la clavicule.

Les lésions des troncs nerveux dans les fractures sont produites soit directement par la violence extérieure, soit indirectement par des agents vulnérants qui viennent de l'os fracturé ou de ses dépendances.

Parmi les causes vulnérantes internes, nous admettrons avec Reuillet :

1° Les fragments osseux ;

2° Les corps étrangers détachés, c'est-à-dire les esquilles ;

3° Le cal et les stalactites osseuses.

L'action des fragments osseux, des esquilles détachées a été nettement établie par des autopsies. Nous citerons à cet égard une observation de M. Paul Berger, qui, dans une fracture du col de l'humérus, trouva le nerf radial com-

---

(1) Reuillet (Ferréol). *Etude sur les paralysies du membre supérieur liées aux fractures de l'humérus.* (Thèse de Paris. 1869.)

primé par l'angle du fragment inférieur. L'examen microscopique du nerf montra qu'il s'était développé de la névrite au-dessus et au-dessous du point lésé.

Nous avons également trouvé dans un récent mémoire de Weir Mitchell (1) une observation dans laquelle le nerf médian était traversé par une esquille osseuse. Le malade était mort d'infection purulente.

Voici ces deux observations :

OBSERVATION XXII.

Blessure du nerf radial dans une fracture du col de l'humérus, chez un homme mort de scarlatine, par M. Paul Berger. *(Bulletins de la Société anatomique. — T. XLVI, 1871, page 157.)*

A la suite d'une chute dans un escalier, cet homme s'était fracturé le col de l'humérus droit et le col du fémur du même côté.

Dès son entrée à l'hôpital de la Charité dans le service de M. Gosselin, il présenta les signes d'une paralysie du nerf radial droit : anesthésie à peu près complète de la région postérieure du bras, du coude, postérieure et externe de l'avant-bras et de la face dorsale de la main dans ses deux tiers externes, ainsi que des trois premiers doigts et demi. Il subsistait une certaine sensibilité profonde à la pression.

Paralysie des muscles innervés par le radial, principalement des extenseurs et supinateurs.

Au point de vue des phénomènes de paralysie, on peut encore noter la facilité avec laquelle deux eschares superficielles se sont développées, l'une au nivenu de l'épicondyle, l'autre au niveau de l'apophyse styloïde du cubitus, sous l'influence de la pression d'une écharpe souvent renouvelée, tandis que les téguments ne présentaient rien de semblable au niveau de l'épitrochlée qui était autant, sinon davantage, comprimée par le bandage.

L'autopsie démontra une fracture de l'humérus siégeant au col chirurgical : le fragment inférieur porté en haut et en dedans comprimant le nerf radial par un de ses angles.

Le névrilème étant ouvert, on voit très-nettement ce qui

---

(1) Weir Mitchell. *Injuries of nerves.* (*Transactions of the college of physicians of Philadelphia*, 1876.)

suit : 1° Le nerf présente, au niveau du point lésé, un étranglement long de 4 à 5 centimètres, réduisant son volume des deux tiers. A ce niveau, le nerf est dégénéré et présente l'aspect d'un simple cordon fibreux : la couleur est rougeâtre.

. 2° Au-dessous de ce point, les faisceaux nerveux sont comme aplatis, leur aspect grisâtre indique la dégénération des tubes ; le volume total de ces derniers est sensiblement moindre que le volume du nerf au-dessus du point lésé, là où il a conservé son apparence normale.

3° De toutes les branches qui émergent du tronc, le rameau sous-cutané de l'épaule qui prend naissance au niveau de l'étranglement est le plus malade : il est transformé entièrement en un cordon fibreux.

L'examen microscropique fait par MM. Berger et Homolle montre une altération cadavérique déjà avancée du nerf, dont la myéline est granuleuse et fragmentée avec production, en dehors des tubes, de grosses vésicules de graisse. Il est néanmoins facile de constater que :

1° Au niveau de l'épanchement il existe une hypertrophie conjonctive notable;

2° Les tubes nerveux à ce niveau sont très-amincis, réduits presque tous à un simple contour, et quelques-uns seulement présentent de la myéline dégénérée et par places seulement.

3° Indépendamment de l'altération cadavérique, les tubes du bout inférieur présentent une segmentation bien plus marquée de la myéline que ceux du bout supérieur ; ils ont presque tous un aspect moniliforme très-caractérisé et sont entièrement opaques, ce qui n'est pas le cas pour ceux de la partie supérieure du nerf.

OBSERVATION XXIII

Blessure de l'artère humérale par une balle. — Anévrysme faux. — Ligature de l'artère au-dessus et au-dessous de la poche. — Abcès nombreux au niveau du coude et de l'avant-bras ; mort. — A l'autopsie, nerf médian traversé par une esquille osseuse. (Transactions of the college of physicians of Philadelphia, par Weir Mitchell, 1876, p. 115.)

James Graham, garde de nuit, fut blessé par la décharge accidentelle d'un pistolet, pendant la nuit du 29 janvier 1874. La balle entra dans la face antérieure du bras, passant obliquement en bas et en arrière dans le corps du biceps, pour sortir à la partie postérieure du membre.

Une abondante hémorrhagie suivit la blessure, mais on l'arrêta par l'application d'un bandage compressif. Le malade parut aller bien jusqu'au 9 février, lorsqu'une hémorrhagie secondaire se déclara. Les jours suivants il y eut encore de nouvelles hémorrhagies.

On pratiqua alors une incision au point d'entrée de la balle, et l'on trouva un anévrysme faux de la grosseur d'un œuf de poule, prenant naissance à une petite ouverture de la face postérieure de l'artère brachiale, et communiquant avec la blessure. On le vida, et des ligatures furent placées sur le vaisseau, au-dessus et au-dessous de l'ouverture. Les blessures d'entrée et de sortie semblaient indiquer que le projectile dans son trajet à travers le bras devait avoir effleuré l'humérus ; mais au moment de l'opération, on n'observa aucune portion d'os dénudée ou détachée.

Un léger engourdissement de l'avant-bras et de la main fut constaté aussitôt après la production de la lésion ; il s'accrut progressivement pendant que celle-ci suivait sa marche. De même la douleur au niveau de la blessure qui, d'abord était très-supportable, augmenta peu à peu d'intensité, et devint enfin extrêmement intense.

La suppuration envahit le membre tout entier. Plusieurs abcès se formèrent autour du coude et sur l'avant-bras ; les incisions pratiquées pour la pose des ligatures fournirent une très-grande quantité de pus ; il n'y eut plus dans la suite d'hémorrhagie, mais l'état du malade empira graduellement, les symptômes de la pyohémie se montrèrent ; et la mort arriva le 19 mars, quarante-neuf jours après la blessure.

A l'autopsie pratiquée le lendemain, on trouva les tissus du bras complétement infiltrés de pus. L'oblitération des bouts liés de l'artère était complète.

La surface de l'humérus était dépouillée de son périoste dans l'étendue d'un pouce et même plus, et un fragment d'os avait évidemment été détaché. Point d'apparence de réparation. Si la vie du patient s'était quelque peu prolongée, on aurait assisté à la nécrose d'une portion considérable de l'os.

On trouva un fragment longitudinal de l'os attaché à la gaine du nerf médian, dans un point rapproché du siége de la blessure primitive.

L'examen de cette pièce montre son attache solide à la gaine nerveuse, et l'étude de sa coupe sous le champ du microscope nous assure que ce fragment d'os était en voie d'accroissement. Du moins l'étendue comparée des canalicules (ceux-ci sont plus considérables à la surface qu'au centre) semblerait appuyer cette conclusion.

M. le professeur Verneuil a, d'un autre côté, observé un cas d'irritation du nerf radial produite par un noyau osseux de formation récente. L'observation, publiée dans la thèse d'agrégation de M. Tillaux (1866) a été trop souvent reproduite pour qu'il soit nécessaire d'insister. Le noyau osseux avait probablement pour origine un fragment de périoste qui s'était détaché et accolé au nerf, à la suite du coup de fusil chargé à plomb que le malade avait reçu dans le coude. La présence de ce corps étranger avait fait naître des douleurs spontanées, qui s'irradiaient sur le trajet du nerf radial jusqu'à la main.

Quelques-uns de ces accidents consécutifs aux lésions des nerfs dans les fractures ont été décrits par M. Pasturaud (1), sous la dénomination un peu vague de *cals douloureux*. Mais ce ne sont pas seulement des douleurs névralgiques que déterminent les lésions des nerfs dans les fractures ; elles peuvent aussi causer, en dehors de la paralysie, des troubles analogues à ceux que nous avons signalés pour les contusions nerveuses directes des nerfs du bras.

La localisation exacte de la lésion à l'un des troncs nerveux est peut-être plus difficile à faire dans certains cas, cependant l'ensemble des phénomènes observés permet de rapprocher les contusions des troncs nerveux par fracture des contusions directes par choc extérieur.

D'après M. Pasturaud les cals douloureux « *ont, d'une manière générale, pour cause anatomique une altération nerveuse* (inflammation ou dégénérescence), *consécutive à la blessure des nerfs voisins par les fragments fracturés. Mais cette altération peut très-bien être déterminée ou entretenue par l'irritation d'une pointe osseuse ou par l'irrégularité du cal.* »

Nous avons vu dans les observations XXII et XXIII la blessure du nerf radial par un fragment, et la blessure du nerf médian par une esquille détachée. Dans d'autres cir-

---

(1) Pasturaud. *Étude sur les cals douloureux*. (Thèse de Paris, 1875.)

constances c'est le cal qui emprisonne le nerf, comme dans les cas de M. Ollier et de M. Trélat, qui seront indiqués plus loin ; ou bien c'est l'épaississement des tissus environnants qui amène une compression plus ou moins complète du nerf, lui enlevant ainsi sa liberté de glissement dans les mouvements soudains et violents.

Callender (1) a fourni un bel exemple dans lequel les accidents ne peuvent être attribués qu'à cette dernière cause. Le cas peut se résumer ainsi :

« Un enfant de 13 ans avait une fracture de l'humérus intéressant l'articulation du coude. La réparation se fit avec conservation des mouvements. Mais, toutes les fois que ce garçon voulait lancer un objet avec son bras malade, il se manifestait une douleur et un engourdissement de la main, avec perte de la motilité. Ces symptômes, après avoir duré quelques heures, s'évanouissaient lentement. Ils étaient manifestement localisés dans les parties qui sont sous la dépendance du nerf cubital. En examinant le condyle interne, on trouvait que les parties environnantes étaient épaissies et maintenaient le nerf fixé, de sorte que celui-ci, pendant certains mouvements soudains, était violemment tiraillé, ayant perdu sa liberté de glissement sur les tissus voisins. »

C'est encore par le même mécanisme que s'est produite une paralysie du nerf cubital, douze ans et demi après une fracture de l'humérus, chez un malade de M. Panas, dont voici l'observation abrégée :

OBSERVATION XXIV.

Paralysie du nerf cubital se montrant douze ans et demi après la consolidation d'une fracture du coude, par M. Ph. Panas. (*Archives générales de médecine,* juillet 1878. T. II p. 12.) (Résumé).

Traillon Auguste, âgé de 40 ans, fort et vigoureux, entre à

---

(1) *Loco citato.*

Lariboisière le 19 novembre 1875 pour une impotence de son bras qui ne lui permet plus, dit-il, de continuer son état de cordonnier.

A l'inspection du membre on constate qu'il s'agit d'une paralysie du cubital, dont le début remonterait à six mois d'après le dire du malade.

La main droite paraît amaigrie, et les espaces interosseux sont plus profonds que de coutume. Il existe une *griffe caractéristique* des quatre derniers doigts, surtout prononcée pour le petit doigt et l'annulaire, et beaucoup moins pour le médius et l'index. Tous les muscles interosseux sont atrophiés, ainsi que les muscles de l'éminence hypothénar ; l'adducteur du pouce a lui-même perdu de sa force.

A l'avant-bras le muscle-cubital antérieur et la partie interne du fléchisseur ont perdu de leur force et de leur volume. La circonférence de l'avant-bras droit (26 cent.) est plus petite de 1 centimètre que la circonférence de l'avant-bras gauche (27 centimètres).

La sensibilité cutanée tactile est émoussée surtout vers le côté cubital de la main et le petit doigt, où elle est réduite de moitié. Le malade éprouve en outre des fourmillements, de l'engourdissement et un sentiment de froid qui se traduit au thermomètre par une diminution de température de 0, 2 degré. Les muscles paralysés ne répondent que faiblement ou pas du tout aux courants d'induction ; par contre la sensibilité électro-musculaire persiste.

En explorant le coude on constate une fracture ancienne de la trochlée qui s'est consolidée en laissant une déformation caractéristique. Le diamètre antéro-postérieur de la trochlée est augmenté de 11 millimètres ; le diamètre transversal présente une augmentation pareille.

Ce qu'il y a de plus remarquable, c'est l'effacement complet en arrière de la gouttière de réception du nerf cubital, qui est remplacée par une saillie arrondie. Aussi le nerf peut-il être senti immédiatement sous la peau comme un cordon volumineux et dur, glissant librement d'un côté à l'autre sur la surface bombée de l'épitrochlée.

Le nerf cubital a subi en ce point une augmentation qui a plus que doublé son volume ; on y sent une nodosité fusiforme de 26 millimètres de hauteur qui se continue en haut et en bas avec le tronc du nerf. Dans la flexion du coude le nerf devient tout à fait superficiel et se place contre le côté interne de la trochlée.

La fracture de l'épitrochlée remonte à treize ans : pendant douze ans et demi le malade a pu continuer son travail. Il y a six mois seulement il a commencé à éprouver des fourmillements le long de la partie interne de l'avant-bras et de la main du côté droit, puis les mouvements sont devenus difficiles, et le membre s'est atrophié peu à peu, en même temps qu'il devenait plus sensible au froid que celui du côté opposé.

D'après M. Panas, le mécanisme de cette paralysie du nerf cubital peut s'expliquer de la manière suivante :

A la suite de la consolidation de la fracture du coude, la coulisse dans laquelle glisse normalement le nerf cubital s'est trouvée comblée au point que le nerf, devenu superficiel et privé de toute protection, subissait à chaque instant des tiraillements et était exposé à des pressions et à des chocs réitérés, qui ont eu pour effet d'altérer sa nutrition. Cette altération consiste en un épaississement noueux avec induration du nerf simulant un névrôme.

C'est sans doute sous l'influence d'une *névrite subaiguë* lente que la portion exposée du nerf a subi une altération névromatique, entraînant après elle la paralysie des muscles auxquels se distribue le cubital.

La paralysie du cubital semble donc être une complication très-éloignée des fractures du coude.

Par l'application permanente de courants continus légers, M. Panas parvint à guérir son malade au bout de quatre mois. Lorsque le malade sortit de l'hôpital, la main droite avait repris son volume normal, et le renflement ganglionnaire du cubital avait disparu.

Le cadre restreint de notre travail ne nous permet pas de nous étendre longuement sur tous les cas de fracture ayant amené des lésions nerveuses dans le membre supérieur. Nous donnerons, dans un tableau annexé à la fin de ce chapitre, les principaux faits qui ont déjà été publiés.

Cependant nous ne pouvons pas nous abstenir de signaler plus particulièrement les cas dans lesquels, indépendamment de la paralysie ou des douleurs névralgiques, on a noté des troubles trophiques divers, tant dans la sphère de distribution du nerf blessé que dans la sphère du nerf voisin.

Nous donnerons en premier lieu une observation personnelle que nous avons prise sur un malade venu à la consultation de M. Richet. C'est le nerf cubital qui paraît avoir été atteint plus spécialement. Seulement, comme la fracture siégeait au niveau du tiers supérieur de l'humérus, nous n'oserions pas affirmer que le nerf médian et le nerf radial, malgré l'absence de douleur sur leur trajet, aient été laissés complétement indemnes. Toujours est-il que nous avons pu constater des troubles trophiques sur toute la main (aspect luisant de la peau, coloration violacée, abaissement de la température).

Pour ce qui concerne les lésions articulaires dans l'épaule, le coude et le poignet, l'influence de la lésion nerveuse est plus discutable. En effet, la fracture elle-même suffit à expliquer la demi-ankylose de l'articulation de l'épaule et les douleurs du coude. Mais il semble plus difficile d'attribuer uniquement à la fracture les craquements de l'articulation radio-cubitale inférieure. Le malade n'était pas rhumatisant ; toutes les articulations étaient libres dans le membre du côté opposé ; il n'avait jamais rien senti dans le poignet avant l'accident du mois d'août.

Aussi, en éliminant les lésions articulaires de l'épaule et du coude, que l'on peut à la rigueur mettre sur le compte du travail inflammatoire qui s'est développé dans les deux bouts de l'os fracturé, nous sommes porté à croire que l'arthrite de l'articulation radio-cubitale inférieure rentre dans la classe des arthropathies par lésion nerveuse, au même titre que la roideur des articulations des doigts.

Observation XXV.

Fracture ancienne de l'humérus au tiers supérieur. — Lésion du nerf cubital. — Atrophie du bras. — Ankylose incomplète de l'épaule. — Douleurs dans le coude et l'articulation radio-cubitale inférieure. — Troubles trophiques dans la main. (Personnelle.)

Laborié, Jean, 54 ans, charretier, se présente à la consultation de l'Hôtel-Dieu le 17 décembre 1878.

Le 11 août dernier cet homme est tombé sur l'épaule du

haut d'un tombereau de 1 m. 50 de hauteur. Dans sa chute il s'est fait une fracture de l'humérus au tiers supérieur pour laquelle il a été traité dans le service de M. Guérin. Après la consolidation il est allé en convalescence à Vincennes, mais en sortant de là, il n'a pu se remettre au travail.

17 décembre. — Aujourd'hui le malade se plaint de ne pouvoir se servir du bras gauche. On constate un cal volumineux au niveau du bord inférieur du grand pectoral.

Les mouvements de l'épaule sont très-limités. Le malade ne peut écarter le bras du tronc au-delà d'un angle de 30° ; il ne peut pas mettre la main sur la tête, bien que l'articulation du coude soit libre ; il touche tout juste l'oreille avec sa main gauche.

Atrophie du bras appréciable à la vue.

Circonférence au niveau du biceps pendant la contraction.

Bras gauche : 23 cent. Bras droit : 25 centimètres.

À l'avant-bras la différence est de 1 centimètre seulement, au-dessous du coude. Il y a impossibilité d'étendre complétement l'avant-bras sur le bras. Le tendon du biceps forme une corde au pli du coude. Le mouvement de supination forcé est très-douloureux dans le coude, le poignet et l'épaule.

On entend un petit craquement au niveau de la face dorsale du poignet. Pas de douleur spontanée dans les doigts ni l'avant-bras. Le malade souffre seulement au niveau du moignon de l'épaule.

Pendant les mouvements il ressent des fourmillements dans toute la région du nerf cubital depuis l'aisselle jusqu'à la partie inférieure de l'avant-bras.

Du côté malade, les doigts, la main, le poignet et le tiers inférieur de l'avant-bras sur ses deux faces offrent une coloration violacée.

L'autre main exposée à l'air est bronzée, mais non violacée.

Au toucher, la main gauche est sensiblement plus froide que la main droite. Le malade accuse d'ailleurs dans cette main une sensation habituelle de froid. Il ne peut se réchauffer la main gauche et il est obligé de porter un gant de laine.

Le malade déclare qu'il ne sent pas ses doigts de la main gauche. Il ne peut pas fermer complétement la main : aussi il serre à peine les objets, et il laisse tomber souvent sa cuiller ou sa fourchette en mangeant.

Quand il serre, il éprouve une assez vive douleur au pli du coude.

Sensibilité. — La sensibilité au tact et à la douleur a disparu à peu près entièrement sur toute la face dorsale de la main gauche, sauf au niveau des deuxième et troisième phalanges de l'index, du médius et de l'annulaire où la sensibilité existe un peu obtuse ; la sensibilité au froid et au chaud est un peu plus accusée; sur la face palmaire de la main et des doigts, la sensibilité est amoindrie, mais non abolie.

La sensibilité à la douleur existe partout.

Au niveau de la fracture et un peu au-dessous si l'on presse sur le nerf cubital, on réveille une douleur et des fourmillements analogues à ceux que le malade ressent pendant les mouvements.

La pression sur le nerf radial au niveau de la gouttière de torsion est sensible, mais elle ne fait naître ni douleur vive, ni fourmillements.

Les battements de l'artère humérale, de la radiale et de la cubitale se perçoivent très-bien.

Il n'y a pas de paralysie dans aucun groupe musculaire.

Diagnostic. — Lésion du nerf cubital produite par la fracture de l'humérus. — Troubles trophiques consécutifs.

On recommande au malade de venir se faire électriser tous les 2 jours à l'Hôtel-Dieu, et l'on recommande des frictions quotidiennes à l'alcool camphré.

20 décembre. — Tous les muscles répondent bien à l'excitation électrique.

Nous avons revu le malade pour la dernière fois le 28 décembre. Il était en bonne voie d'amélioration. Les douleurs provoquées par les mouvements étaient moins vives. Il sentait, disait-il, son bras plus dégagé.

Nous empruntons au récent mémoire déjà cité de Weir Mitchell une observation de troubles trophiques étendus à toute la main, six mois après une fracture compliquée des deux os de l'avant-bras, au-dessous du coude. Malheureusement l'auteur n'a pu préciser si les trois nerfs mixtes de l'avant-bras avaient été lésés primitivement, ou si la lésion n'avait intéressé, au début, que le nerf médian, dont le territoire avait plus souffert que celui des deux autres. Quoi qu'il en soit, les troubles trophiques, déjà assez avancés, puisque les ongles étaient complétement déformés, furent amendés par l'électrisation et le massage ; en moins d'un an le membre avait recouvré tous les mouvements qui lui faisaient défaut, et les muscles avaient presque repris leur volume normal.

OBSERVATION XXVI.

Fracture compliquée des deux os de l'avant-bras, au-dessous du coude : lésion du médian, du radial et du cubital. — Atrophie des muscles de l'avant-bras. — Déformation de la main. — Troubles trophiques : altération des ongles, ulcération des doigts, hyperesthésie de la peau. — Guérison à la suite de l'application de vésicatoires et de l'électrisation des muscles paralysés, par Weir Mitchell. (*Transactions of the college of physicians of Philadelphia,* 1876.)

Robert Cooper, en août 1873, se brisa les deux os de l'avant-bras, près du coude. La fracture étant compliquée, la lésion était grave. Une escharre se forma sur la face antérieure du membre. A part cela, nous n'eûmes-que des renseignements incomplets sur les précédents, jusqu'au jour où nous examinâmes le malade, le 27 février 1874.

A cette époque on voyait une cicatrice de quatre pouces de longueur sur la partie moyenne de l'avant-bras. A la suite de cette cicatrice et d'altérations nerveuses, les mouvements du membre se trouvaient abolis ou diminués comme il suit : Extension de l'avant-bras diminuée de moitié; perte de la pronation et de la supination; mouvements du poignet diminués par la réunion des lésions, et perte de force. Doigts en forme de griffe, faible puissance d'extension de la seconde et de la troisième phalange, abolition de tout autre mouvement des doigts.

Sens du toucher entièrement aboli dans les territoires du médian, défectueux dans la région du cubital et dans celle du radial.

La face antérieure de l'avant-bras, à sa partie inférieure, était très-sensible, et là, aussi bien que dans toute la paume de la main, sur certains points des doigts, et surtout à la face dorsale, chaque attouchement produisait une douleur, douleur cuisante, s'irradiant en bas, ou à la fois en bas et sur les côtés. Il y avait une sensation incessante de brûlure.

Les muscles de la main étaient perdus, et le pouce tourné en dehors, de telle sorte que son ongle était sur le même plan que les ongles des autres doigts.

La main tout entière, surtout les doigts, était d'un *rouge sombre, enflée, aussi douce et luisante que si elle eût été polie.*

Les ongles courbés dans toutes les directions comme des écailles de tortue, rudes, épais, et comme soulevés par une production de tissus sous-jacents; la matrice de chacun d'eux était séparée du corps de l'ongle et ulcérée.

Sur le dos de la main, perte irrégulière de pigment, en forme étoilée, ayant pour cause la chute d'une escharre.

Le traitement a consisté dans l'usage de nombreux vésicatoires sur la main et les doigts. Sous leur influence la sensibilité disparut entièrement en trois mois. Alors le bras et la main furent électrisés et fortement massés chaque jour ; enfin, les articulations furent mises en mouvement par degrés et avec précaution. Comme résultat, avant un an, j'eus le plaisir de voir le jeune homme recouvrer tout le mouvement et la sensibilité perdue. La main n'est plus douloureuse et remplit tous ses usages.

Ce cas montre bien le parti que l'on peut tirer de la jeunesse, et l'aide puissant que vous prête la croissance.

La douleur, l'inflammation des nerfs, la rétraction des tendons et leur fixation dans leurs gaines enflammées, l'atrophie, l'ulcération des ongles, seraient des accidents capables d'être amendés dans l'âge mûr, mais non guéris.

Nous devons à l'obligeance de M. Lannelongue, secrétaire annuel de la *Société de chirurgie*, de pouvoir reproduire une intéressante observation de M. Chalot, professeur agrégé à la Faculté de Montpellier, observation sur laquelle M. Tillaux a fait un rapport verbal dans la séance du 26 février. Il s'agit d'une fracture de la clavicule avec cal exubérant comprimant diverses branches du plexus brachial, et ayant amené au bout de quatre ans des troubles réflexes bizarres au premier abord, mais qui peuvent s'observer même dans les plus petites lésions des nerfs périphériques, comme nous le verrons dans le chapitre suivant.

Nous n'avons pas à tenter pour le moment l'explication pathogénique de ces phénomènes. Lorsque nous aurons réuni tous les faits de notre travail, nous passerons rapidement en revue les différentes théories qui ont été mises en avant pour donner une interprétation rationnelle de ces faits.

OBSERVATION XXVII.

Fracture de la clavicule droite. — Lésion du plexus brachial. —
Au début fourmillements dans tout le membre supérieur droit.
—Plus tard atrophie et hyperesthésie excessive de tout le mem-
bre ; spasmes réflexes provoqués par le moindre contact, par
M. Chalot. (Inédite.)

Bernard entre le 26 mai 1877, à l'hôpital Saint-Eloi, dans le
service de M. le professeur Dubrueil.

Il y a quatre ans, un sac de blé est tombé sur l'épaule
droite de ce malade et lui a fracturé au tiers interne la clavicule du même côté. Le bras ne fut point paralysé à la suite
de l'accident. La fracture fut consolidée au bout de vingt-cinq
jours, au moyen d'une écharpe de Mayor. Mais, quelque temps
avant qu'on eût enlevé l'écharpe, du picotement, de l'engourdissement, des fourmillements se firent sentir dans tout le
membre supérieur droit et principalement à la paume de la
main et à la pulpe des doigts. Plus tard, le malade éprouva
dans le membre comme un agacement des plus pénibles : il
lui semblait (suivant son expression) qu'on lui rongeait les
chairs. Enfin, depuis six mois, il est fortement inquiété, non
plus par les douleurs, mais par une hyperesthésie telle qu'il
ne peut toucher le moindre objet sans éprouver des nausées,
du hoquet et parfois des vomissements. Voici son état actuel :
le membre supérieur droit est tenu soigneusement fléchi contre la poitrine ; les doigts sont également fléchis dans la paume
de la main, afin d'éviter toute espèce de frôlement, de frottement sur la pulpe si sensible des doigts. Le malade ne se sert
jamais, pour la même raison, de la main droite.

Lorsqu'on essaie de fléchir les doigts on y parvient sans
difficulté. Mais le seul attouchement de la pulpe des doigts
provoque des nausées et un spasme énergique du diaphragme
qui se traduit par le hoquet. Si ces attouchements sont répé-
tés coup sur coup, on provoque les mêmes phénomènes spas-
modiques, un ou deux hoquets, puis un état d'angoisse inex-
primable dû à l'avortement des spasmes réflexes, ou plutôt à
la tétanisation du diaphragme, comme dans le tétanos expérimental d'un muscle quelconque sous l'influence des excita-
tions répétées. Le faciès pâlit, puis se congestionne, et une
sueur froide se montre sur le front, notamment du côté malade. Si on mouille les doigts du malade avec de l'eau à la
température ordinaire, le simple attouchement ne produit
plus aucun phénomène spasmodique, mais le frottement, la

piqûre avec une épingle, le pincement provoquent encore des nausées, la pâleur de la face, les convulsions du diaphragme et le hoquet, puis la rougeur de la face et la sueur du front. L'eau froide, au contraire, les courants d'air frais sont pour lui des causes de nausées, et quelquefois il lui arrive de vomir ses aliments, lorsque, par mégarde, il touche un corps froid. Il suffit de souffler sur l'extrémité des doigts pour produire les nausées, le spasme phrénique et le hoquet. Les mêmes phénomènes sont produits par le chatouillement, le pincement, la pression, la piqûre, l'application d'un corps très-chaud ou très-froid au niveau de la face palmaire des doigts et de la main, de la partie antérieure de l'avant-bras, de toute la circonférence du bras. Au contraire, une excitation, même forte, de la face dorsale des doigts, de la main, de l'avant-bras, produit à peine quelques douleurs dans l'extrémité du membre, mais rien du côté du diaphragme, ni du côté de la face.

La peau, sur la face palmaire des doigts et de la main, est lisse, rougeâtre, inondée de sueur. Sur le dos de la main et sur tout le reste du membre, elle est sèche, terne, ridée, mais sans desquamations exagérées ; les poils sont ternes, secs, courts, plus rares que sur l'autre membre. La température est également moindre. Le malade éprouve une sensation de froid dans tout le membre, et surtout dans la main.

La pression, au niveau des principales bifurcations des nerfs, jette le malade dans un état de malaise et presque de lipothymie. Les muscles sont diminués de volume et douloureux au pincement, mais sans contractures. Les articulations paraissent saines. Quant aux divers modes de sensibilité, ils sont tous et partout conservés. Les spasmes réflexes provoqués par l'excitation des parties hyperesthésiques, sont exactement localisés au diaphragme et ne retentissent ni sur le membre malade ni sur les autres parties du corps.

Au niveau de la clavicule, vers son tiers interne, on trouve un cal volumineux et dans lequel on sent la proéminence des extrémités chevauchées de l'ancienne fracture. La pointe du fragment sternal, superficielle, est dirigée en haut et en avant ; celle du fragment scapulaire est déviée en arrière, vers le scalène antérieur et le plexus brachial. La pression du cal en arrière et au-dessus est extrêmement douloureuse, et provoque l'état convulsif du diaphragme avec nausées, hoquet et sueurs froides, pouls petit, pâleur de la face. Il en est de même lorsqu'on porte vivement en arrière et en dedans le moignon de l'épaule. La pression des branches sus-acromiales du plexus cervical superficiel ; du nerf spinal (branche externe) à son émergence au tiers supérieur du muscle sterno-mastoïdien ; du nerf mentonnier, du nerf sous-orbitaire, du nerf sus-orbitaire, du grand nerf occipital d'Arnold *du côté malade*, amène les mêmes phénomènes réflexes. L'excitation mécanique des branches postérieures droites des nerfs rachidiens, à la nuque, au dos, jusqu'à la cinquième vertèbre dorsale, détermine également les mouvements convulsifs du diaphragme. Mais le simple attouchement de la peau dans ces régions ne suffit pas comme à la face palmaire des doigts de la main droite : il faut pincer, tirailler, piquer, comprimer la peau et les muscles sous-jacents. En un mot, tous les nerfs principaux, à leur émergence, sont éminemment sensibles dans la moitié droite de la face, du cou et de la partie supérieure de la poitrine. L'excitation des nerfs homologues du côté opposé ne produit point de phénomènes semblables. La zone d'excitation et d'hyperesthésie n'est, toutefois, pas limitée à la ligne médiane de la tête et du tronc, elle la dépasse de 1 à 1 1/2 centimètre, ce qui s'explique à merveille par la présence de plexus nerveux anastomotiques. Les muscles de l'épaule droite sont moins volumineux que ceux du côté gauche. Quant à la face, elle ne présente pas de différence manifeste entre la moitié droite et la moitié gauche. Les pupilles sont égales, en état de contraction modérée, et ne sont pas modifiées par l'excitation de la zone hyperesthésique.

Le malade a une constitution moyenne ; sa santé générale est bonne. Il n'a jamais fait d'excès et n'a jamais été sérieusement malade. Pas d'hérédité pathologique bien précise.

Il sort de l'hôpital le 4 juin, sans avoir suivi de traitement.

Avant de terminer ce chapitre nous allons résumer, dans un tableau synoptique, les principaux faits connus de fractures au membre supérieur, suivies de lésions nerveuses. Dans ce tableau ne figurent point les cas que nous avons déjà rapportés.

TABLEAU contenant les principales observations de fractures, suivies de lésions nerveuses, au membre supérieur, qui ne sont pas détaillées ou reproduites dans le texte.

NOMS DES AUTEURS avec indications bibliographiques.	SIÉGE de la fracture.	NERFS LÉSÉS.	ACCIDENTS CONSÉCUTIFS.	TRAITEMENT EMPLOYÉ.	RÉSULTATS.
EARLE. (Med. chir. Transactions. 1816).	Fracture de clavicule.	Plexus brachial.	Paralysie de tout le bras.	Repos.	Guérison.
POZZI. (Thèse de Pasturaud. 1875).	Id.	Id.	Douleurs dans la direction du nerf radial. Refroidissement du membre.	Frictions excitantes.	Pas d'amélioration.
LEGENDRE. Cité par Tailhé (Thèse, Paris 1850).	Fracture comminutive de l'humérus.	Nerf radial.	Paralysie des extenseurs. — Perte de la sensibilité sur la face dorsale de la main.	Néant.	Néant.
CALLENDER. (Saint-Bartholomew's hospital Reports. 1870).	Fracture de l'humérus.	Nerf cubital.	Douleurs sur le trajet du nerf cubital.	Application de teinture d'iode et de nitrate d'argent au coude.	Amélioration.
Id.	Id. Par écrasement.	Nerf radial.	Douleurs au niveau de la fracture. — Paralysie des extenseurs. — Inertie des fléchisseurs. — Refroidissement de l'avant-bras et de la main.	Frictions excitantes.	Pas de soulagement.
Id.	Extrémité inférieure de l'humérus.	Nerf médian.	Ankylose du coude. — Poussées inflammatoires fréquentes. — Refroidissement de l'avant-bras et de la main. — Perte complète des forces au membre. — Douleurs.	Repos et friction.	Peu d'amélioration.
ERICHSEN. (The Lancet. 1871).	Fracture de la partie moyenne de l'humérus.	Nerf radial.	Paralysie des muscles innervés par le radial. — Refroidissement de la main du côté malade.	Faradisation.	Amélioration.
Id.	Extrémité inférieure de l'humérus.	Nerf radial.	Paralysie limitée aux muscles innervés par le nerf interosseux postérieur, ou branche musculaire profonde du nerf radial. — Abolition de la sensibilité.	Pas de renseignements.	Néant.
Id.	Extrémité inférieure de l'humérus.	Id.	Paralysie... id... Conservation de la sensibilité. — Refroidissement de la paume de la main.	Faradisation.	Amélioration.
GRANGER. (Edimb. med. and surg. Journal. 1816).	Epitrochlée (3 cas).	Nerf cubital.	Paralysie du nerf cubital. — Une fois troubles tropiques dans la zone de distribution de ce nerf.	Frictions et mouvements forcés.	Amélioration.
COULON. (Thèse, Paris 1861).	Fr. de l'épicondyle et luxation du coude.	Nerf radial.	Roideur articulaire. — Paralysie du nerf radial.	Mouvements forcés, frictions et bains sulfureux.	Guérison.
RICHET. (Anatomie médico-chirurgicale).	Fr. de l'épitrochlée et luxation du coude en dedans.	Nerf cubital.	Paralysie du nerf cubital.	Frictions et mouvements.	Guérison.

NOMS DES AUTEURS avec indications bibliographiques.	SIÈGE de la fracture.	NERFS LÉSÉS.	ACCIDENTS CONSÉCUTIFS.	TRAITEMENT EMPLOYÉ.	RÉSULTATS.
RICHET. (Thèse de César. Paris 1876).	Fr. de l'épitrochlée et de la trochlée avec luxation du coude.	Nerf cubital.	Paralysie du cubital ; atrophie musculaire ; griffe cubitale.	Massage et mouvements.	Pas d'amélioration.
DENUCÉ. (Art. *Coude*, du Diction. de Jaccoud).	Fr. de l'épitrochlée.	Nerf cubital.	Névralgie intolérable du nerf cubital.	Résection d'une pointe osseuse.	Guérison.
OLLIER. (Traité de la régénération des os). Paris, 1867.	Fr. de l'humérus à la partie moyenne.	Nerf radial.	Paralysie des extenseurs. — Atrophie de l'avant-bras, douleurs vives réveillées par la pression au dessus du nerf radial.	Dégagement du nerf. Le chirurgien sculpte dans l'os une large gouttière.	Guérison.
TRÉLAT. Cité par Pasturaud (thèse 1875).	Extr. inférieure de l'humérus.	Nerf radial.	Cal douloureux. — Paralysie des extenseurs de l'avant-bras. — Hyperesthésie de la peau.	Opération : dégagement du nerf enclavé.	Guérison.
TILLAUX. (Communic. à la Soc. de chirurgie, 1878).	Partie moyenne de l'humérus.	Nerf radial.	Paralysie du nerf radial. — Troubles trophiques.	Désenclavement du nerf.	Guérison.
ALEXANDER OGSTON. British. med. Journal, Avril 1877.)	Partie moyenne de l'humérus.	Nerf radial.	Paralysie du nerf radial.	Dégagement du nerf qui fut suturé au triceps à l'aide d'un fil de catgut.	Guérison.
WEIR MITCHELL. (Lésions nerveuses. 1874).	Fr. de l'humérus.	Nerf radial.	Douleur vive au moment de l'accident. — Paralysie consécutive. — Douleurs névralgiques.	Frictions.	Amélioration.
WEIR MITCHELL. Id., p. 327.	Fractures répétées de l'humérus.	Nerf cubital.	Elancements et soubresauts douloureux dans les doigts. — Le malade, à bout de souffrances, demandait l'amputation.	Résection du nerf cubital dans une étendue de 37 millimètres.	Guérison complète de la douleur.
CHUQUET. (Observation inédite).	Fr. suscondylienne de l'humérus chez un enfant de 7 ans.	Nerf radial.	Paralysie radiale complète.	Electrisation.	Amélioration rapide.
FRANCK HAMILTON. (Cité par Reuillet. Thèse 1869).	Fr. des deux os de l'avant-bras.	Nerf médian.	Paralysie des fléchisseurs de l'avant-bras ; douleurs névralgiques intermittentes.	Résection d'une pointe osseuse.	Persistance des douleurs.
CHASSAIGNAC. (Gazette des hôpitaux. 1843).	Extr. inférieure du radius et du cubitus.	Branche du nerf radial.	Paralysie des extenseurs de l'index.	Pas de renseignements.	Pas de renseignements.
CALLENDER. (Saint-Bartholomew's hosp. Reports. 1870.)	Extr. inf. du radius.	Branche du nerf radial.	Vives douleurs sur le trajet de la branche du nerf musculo-cutané qui accompagne le tiers inférieur de l'artère radiale. — Mouvements de l'avant-bras douloureux.	Résection de la portion de nerf avoisinant la fracture.	Guérison.
PAGET. (Surgical pathology, vol. I, p. 43).	Extr. inf. du radius.	Nerf médian.	Cal volumineux. — Douleurs névralgiques sur le trajet du médian. — Ulcérations de l'index et du médius.	Flexion du membre.	Amélioration durant tant que le membre était maintenu dans la flexion.

NOMS DES AUTEURS avec indications bibliographiques.	SIÈGE de la fracture.	NERFS LÉSÉS.	ACCIDENTS CONSÉCUTIFS.	TRAITEMENT EMPLOYÉ.	RÉSULTATS.
DEVAUGELADE. (Observation inédite.)	Fr. du radius gauche au tiers supérieur....	Nerf radial.	Roideur du coude. — Éruption de vésicules sur la face externe et la face antérieure de l'avant-bras 6 mois après l'accident. — Impotence du membre. — Le malade, jockey de son état, ne peut remonter à cheval.	Frictions, massage, électricité.	État stationnaire.
SARRAZIN. (Bull. de la Société de chirurgie. 1861).	Extr. ipf. du radius.	Nerf médian.	Avant-bras tuméfié, douloureux. — Roideur de l'articulation radio-carpienne. — Paralysie envahissant, à la suite de l'électrisation, le bras et l'épaule. — Vives douleurs s'irradiant dans tout le membre. — Contracture.	Massage. Électrisation. Eaux de Plombières.	Pas d'amélioration.
TILLAUX. Cité par Pasturaud.	Extr. inf. du radius.	Nerf médian.	Cal volumineux et difforme. — Douleur au niveau de la fracture depuis le jour de l'accident. — La pression fait naître des douleurs qui s'irradient dans tous les sens sur le trajet du médian. — Insensibilité relative de la face palmaire des 3 premiers doigts. — Faiblesse des fléchisseurs.	Frictions et massage.	Amélioration.
CHARLES NÉLATON. (Observation inédite).	Extr. infér. du radius.	Nerf cubital.	Cal difforme : soudure du radius au cubitus. — Paralysie du cubital. — Abolition de la sensibilité sur toute la face postérieure de l'avant-bras. — Consécutivement irradiations douloureuses sur le trajet du cubital en haut, et abolition de la sensibilité sur la zone cubitale de la main.	Le malade, venu à la consultation de l'Hôtel-Dieu, n'a pas subi de traitement.	Néant.
CHEVALLEREAU. (Cité par Fèvre. Thèse, Paris, 1878).	Fract. du cinquième métacarpien.	Nerf cubital.	Deux mois après l'accident le malade avait une anesthésie incomplète sur toute la zone du cubital entre la fracture et le bout des doigts.	Pas de renseignements.	Pas de renseignements.
CALLENDER. (Saint-Bar bolomew's hosp. Reports. 1870).	Fract. de plusieurs phalanges de la main.	Branches du nerf médian.	Douleurs continuelles sur le trajet de la branche collatérale externe du médius, et s'irradiant jusqu'à l'aisselle et la poitrine.	Résection d'une portion de nerf au voisinage du cal.	Cessation des douleurs.

CHAPITRE III

Des lésions nerveuses des extrémités digitales.

1° Lésions traumatiques.

Nous abordons ici la partie la plus délicate de notre sujet, celle qui a été le moins étudiée, et qui est par suite le moins connue, malgré tout l'intérêt qu'elle présente. Il ne faudrait pas s'imaginer cependant que les faits sur lesquels nous nous proposons d'appeler l'attention aient passé inaperçus devant les yeux des observateurs.

Bien longtemps avant les travaux de Morehouse, Mitchell et Keen, que l'on se plaît à considérer comme les créateurs de la pathologie chirurgicale des nerfs périphériques, un médecin français, Féron (du Mans) en 1820, et plusieurs chirurgiens anglais, Earle, H. Cline, Astley Cooper, vers la même époque, avaient publié des faits bien curieux, dans lesquels on voyait des blessures insignifiantes de l'extrémité d'un doigt amener au bout d'un certain temps des accidents inexplicables, dont la cause restait complétement inconnue. C'était une histoire renouvelée de la célèbre saignée du roi Charles IX, avec cette différence que les accidents observés provenaient, non point d'une saignée, mais d'une piqûre accidentelle, d'une morsure ou d'un léger écrasement du bout d'un doigt. Il y avait là de quoi donner à réfléchir sur cet enchaînement de symptômes extraordinaires. Comment concilier la gravité des conséquences avec la bénignité apparente de la lésion primitive?

Parmi les observateurs qui eurent occasion de voir des accidents analogues à ceux que rapportent Féron, Earle, H. Cline et Astley Cooper, et que nous exposerons plus loin, il y en eut sans doute plusieurs qui refusèrent de voir une relation de cause à effet entre le léger traumatisme primitif et les symptômes nerveux graves qui se montraient quelque temps après.

Cependant quelle que fût l'interprétation donnée, les faits signalés n'étaient pas perdus pour la science ; et aujourd'hui on peut les reprendre, pour les rapprocher de faits analogues, car les observateurs avaient noté consciencieusement toutes les particularités saillantes qui les avaient frappés.

Parmi les chirurgiens contemporains qui se sont occupés de décrire les accidents, autres que les inflammations phlegmoneuses, qui peuvent suivre les traumatismes des doigts, M. Thomas Annandale, chirurgien de l'Infirmerie royale d'Édimbourg, occupe sans contredit la première place. Dans son ouvrage publié en 1865 sur les maladies des doigts et des orteils (1), on trouve un chapitre consacré aux contusions, plaies et autres blessures des doigts et des orteils. « Je me propose, dit-il, de faire ici quelques remarques spéciales sur ces sortes d'accidents, qui sont d'un extrême intérêt. Ces remarques reposent sur trois cas que j'ai eu l'occasion d'observer moi-même. »

Les observations contenues dans l'ouvrage d'Annandale constituent de précieux documents. En les réunissant aux faits personnels que nous avons pu recueillir, et aux cas plus nombreux que nous avons trouvés dans différents auteurs, nous allons essayer de faire une histoire clinique abrégée de quelques accidents consécutifs aux lésions des nerfs des doigts.

Nous avons déjà dit, et nous le répétons, pour que cette omission volontaire ne puisse nous être reprochée ; nous

---

(1) Annandale. *The malformations diseases and injuries of the fingers and tols. and their surgical treatment.* Edimburgh, 1865.

ne nous occuperons pas du tétanos qui est, comme on le sait, une complication assez fréquente des plaies des doigts.

Nous connaissons les quatre troncules nerveux qui longent les bords de la face palmaire et de la face dorsale de chaque doigt, ainsi que les filets anastomotiques qui relient ces troncs les uns aux autres.

Une blessure grave, telle qu'un écrasement, qui intéresse toutes les parties constituantes d'un doigt, lèse toujours les troncules nerveux. Mais un de ces troncules nerveux peut être intéressé isolément par un instrument piquant, qui laissera au tégument une solution de continuité presque inappréciable.

Que se produit-il après une simple piqûre d'un nerf collatéral? On voit survenir immédiatement tous les phénomènes qui suivent la piqûre d'un nerf sensitif. Des élancements douloureux avec fourmillements et picotements sont ressentis par le patient dans le bout inférieur du nerf, la douleur même peut se propager dans le bout supérieur. Ces phénomènes se calment peu à peu et disparaissent complétement au bout de quelques jours s'il ne se développe pas dans le nerf piqué de travail inflammatoire aigu ou chronique.

Ainsi considérée, la piqûre d'une branche collatérale de l'un des doigts paraît offrir un pronostic des plus bénins. Mais la persistance des douleurs dans toute la région à laquelle se distribue le nerf piqué est possible. La sensibilité s'exagère et cette hyperesthésie gagne peu à peu tout le doigt, qui devient incapable de supporter le contact d'un corps étranger sans que la douleur augmente. Les petites articulations du doigt s'immobilisent, car le malade, pour ne pas souffrir, s'abstient de faire des mouvements dans le doigt blessé. La deuxième et la troisième phalange se placent graduellement dans la demi-flexion, et le redressement du doigt devient encore plus douloureux. On peut observer un peu de gonflement avec rougeur dans les articulations phalangiennes ; enfin toute la peau du doigt tend à prendre un aspect luisant et poli.

Arrivé à ce degré la maladie est encore susceptible de

guérison par un traitement approprié, alors même que la piqûre remonterait à deux ou trois mois et même davantage.

Nous avons observé cette terminaison favorable chez une dame, qui, quatre mois auparavant, s'était piqué la racine du médius à sa partie externe, avec une épine d'acacia. Les douleurs lancinantes d'abord limitées à la branche palmaire collatérale externe du médius s'étaient plus tard étendues à tout le doigt. Les petites articulations phalangiennes tendaient à s'immobiliser dans la demi-flexion : elles commençaient à devenir le siége d'arthropathies. A la suite de frictions excitantes, la maladie s'arrêta, et le médius reprit bientôt toutes ses fonctions.

OBSERVATION XXVIII.

Piqûre de la branche collatérale interne du médian. — Hyperesthésie de tout le doigt medius. — Arthropathies dans les petites articulations de ce doigt. — Amélioration rapide par des fractions excitantes. (Personnelle.)

Madame Marie Cais..., âgée de 30 ans, couturière, se présente à la consultation de l'Hôtel-Dieu, le 10 novembre 1878. Elle se plaint de roideurs et de picotements douloureux dans le médius de la main droite. Elle raconte qu'un dimanche du mois de juin, elle s'enfonça une épine dans la paume de la main droite. Elle en ressentit immédiatement une assez vive douleur dans le doigt médius; la douleur persista après qu'elle eut arraché l'épine. L'écoulement de sang par la piqûre fut peu abondant. Les jours suivants il n'y eut que très-peu de réaction inflammatoire; la petite plaie se cicatrisa sans suppuration.

Depuis cette époque, la malade a toujours ressenti des élancements douloureux dans le médius. Elle en était gênée pour se livrer à son travail de couture.

Depuis trois semaines seulement son doigt est devenu plus roide, et comme elle éprouve pour travailler plus de difficultés qu'auparavant, elle est venue demander un avis à l'Hôtel-Dieu.

10 novembre. Etat actuel. — Dans la paume de la main droite, au-dessous du pli palmaire inférieur, au niveau de la racine du médius à sa partie externe, on voit une petite cicatrice déprimée qui est douloureuse à la pression. La pression fait naitre aussi des élancements dans toutes les parties du médius, sauf sur la face dorsale de la première phalange. Le siége de la cicatrice indique cependant que seule la branche collatérale interne du nerf médian a pu être blessée. La malade ne peut fléchir le doigt malade : douleurs spontanées au niveau des articulations phalangiennes de ce doigt. Il n'y a pas d'insensibilité, mais plutôt de l'anesthésie. Pas d'atrophie du doigt, pas de changement de coloration à la peau du médius. Les autres doigts sont sains. Parfois la malade éprouve quelques douleurs fugitives dans l'articulation du poignet.

Il est bon de noter qu'elle n'est pas rhumatisante.

Diagnostic. Piqûre de la branche collatérale interne du médian, avec douleurs spontanées dans le médius, et arthropathies.

Traitement. — On conseille à la malade de faire sur son doigt des frictions à l'huile de camomille camphrée, et surtout de se modérer dans son travail.

Les jours suivants la malade qui devait revenir à l'Hôtel-Dieu ne s'est pas montrée. On était en droit de conclure qu'elle avait été soulagée.

Mais pour compléter l'observation, nous avons voulu connaître l'état de la malade quatre mois après. Le 9 mars 1879, nous revoyons madame C..... à son domicile, 16, rue du Roi-de-Sicile. Elle nous apprend qu'à la suite des frictions excitantes qu'elle avait faites elle avait obtenu une amélioration rapide ; son doigt ne lui fait plus de mal maintenant ; elle travaille sans difficulté, cependant elle conserve encore un peu de roideur.

À côté du cas précédent vient se placer une autre observation personnelle.

Ici la terminaison n'a pas été tout à fait aussi favorable, puisque la malade conserve de la roideur dans le doigt primitivement blessé ; mais elle peut travailler à son métier de couturière sans se fatiguer.

OBSERVATION XXIX.

Petite plaie de la paume de la main au niveau de la partie interne de l'articulation métacarpo-phalangienne de l'index. — Troubles de la sensibilité dans le doigt correspondant. — Plus tard hyperesthésie de tout le doigt.

Madame veuve Martin, âgée de 58 ans, couturière, vient à la consultation de l'Hôtel-Dieu, le 3 octobre 1878.

Le 17 octobre dernier, cette dame, en voulant décortiquer une noix, s'enfonça la lame d'un ciseau dans la paume de la main, à une profondeur de 1 centimètre. La petite plaie, de la largeur de la lame du ciseau (7 à 8 millimètres), saigna beaucoup sur le moment. Une compression légère arrêta l'hémorrhagie. Le lendemain il y avait une ecchymose dans les espaces interdigitaux de l'index et du médius, du médius et de l'annulaire; l'ecchymose marbrée s'étendait sur la plus grande partie de la face dorsale de la main.

Dans la paume de la main au niveau de la plaie il y avait, dit la malade, une saillie grosse comme une noisette, avec coloration ecchymotique tout autour.

La malade se plaignait d'une sensibilité exagérée sur toute la partie interne de l'index. Des picotements douloureux survenaient dans toute cette portion, quelquefois spontanément, et toujours au moindre choc de la région.

Depuis quinze jours l'ecchymose s'est en partie résorbée. La malade a pu travailler à l'aiguille mais en se servant du médius et non de l'index.

3 octobre. État actuel. — La plaie est cicatrisée.

On voit encore sur la face dorsale de la main au niveau des deuxième et troisième métacarpiens, et dans les espaces interdigitaux de l'index et du médius, du médius et de l'annulaire une teinte ecchymotique feuille morte.

Dans la paume de la main empâtement tout autour de la plaie. Il y a encore un peu de coloration bleuâtre.

La pression sur la plaie réveille une douleur vive sur la moitié antérieure de la face interne de l'index, en un mot sur le trajet du nerf collatéral interne de ce doigt.

Au niveau de la troisième phalange la douleur occupe toute l'étendue de la face interne et se prolonge sur la face dorsale.

La malade ne s'est pas égratignée; cependant autour de l'ongle à sa partie interne une petite plaque rouge douloureuse, que la malade compare à un *bobo commençant.*

L'ongle est sensible : si la malade essaye de se gratter avec l'ongle de l'index, elle éprouve une espèce de frémissement tout le long du nerf collatéral lésé.

En aucun point la sensibilité n'est abolie. Il y a seulement picotements et hyperesthésie.

Les mouvements du doigt sont libres. Seulement la malade ne peut s'en servir à cause de la douleur provoquée par le contact d'un corps étranger.

30 octobre. — Les traces de l'ecchymose primitive ont complétement disparu, mais la malade déclare souffrir davantage dans le doigt indicateur. Elle éprouve par moments une sensation brûlante, et cette sensation remonte sur la partie.

moyenne de la paume de la main presque jusqu'au poignet. Depuis le 3 octobre, la malade a eu une petite tourniole autour de l'ongle de l'indicateur.

18 mars 1879. La malade nous apprend que ses douleurs ont à peu près disparu. Elle conserve de la roideur dans l'index : mais cela ne l'empêche pas de coudre en s'aidant de ce même doigt.

En résumé, dans les deux observations précédentes, les conséquences de la piqûre d'une branche nerveuse collatérale ont été relativement bénignes. Il n'en faut pas moins retenir cette particularité importante savoir : l'irritation d'un seul des quatre troncules nerveux collatéraux d'un doigt suffit pour provoquer des douleurs dans toute l'étendue du doigt. C'est un résultat clinique presque constant ; il s'observe toutes les fois que la douleur et les picotements déterminés par la piqûre d'un nerf ne disparaissent pas dans les premiers jours. Notons encore les douleurs et surtout la roideur dans les articulations des phalanges entre elles.

A la racine du pouce les lésions nerveuses peuvent avoir d'autres conséquences. En effet indépendamment des quatre branches collatérales sensitives de ce doigt, il y a la première branche terminale du nerf médian qui se distribue aux muscles de l'éminence thénar. La contusion de cette branche a quelquefois amené la paralysie et l'atrophie des muscles de l'éminence thénar. On observe cette terminaison dans l'observation suivante tirée d'Annandale.

OBSERVATION XXX.

Paralysie et atrophie des muscles du pouce résultant d'une contusion, par Thomas Annandale. (*The malformations, diseases and injuries of the fingers and toes* — page 200.)

Une femme âgée de 45 ans, eut, il y a dix-huit mois, l'éminence du pouce de la main droite écrasée par un paquet de livres. Peu après l'accident les mouvements du pouce diminuèrent graduellement, spécialement ceux d'abduction et d'adduction. Depuis lors ces mouvements n'ont fait que diminuer. Après examen il fut constaté que les muscles de l'éminence thénar étaient dans la main malade considérablement atrophiés ; leur volume était deux fois plus petit que celui des muscles de autre main. Les mouvements de flexion et d'extension étaient presque parfaits ; mais ceux d'abduction et d'adduction restaient très-limités ; conséquemment le pouvoir de saisir les objets entre le pouce et les doigts était bien faible.

L'observation XXX est un exemple de troubles exclusivement limités à la zone du nerf blessé. Cette limitation si parfaite des accidents dans le territoire du nerf ne se rencontre que très-rarement aux doigts. Il est vrai qu'il s'agit là d'une branche nerveuse motrice.

Pour les lésions des branches sensitives, l'extension des désordres à un territoire voisin s'observe assez communément.

Nous trouvons dans la thèse déjà citée de Tailhé une observation qui malheureusement ne contient pas de détails suffisants. On y voit une plaie de l'annulaire être suivie de la paralysie du petit doigt. Le cas est ainsi rapporté par l'auteur :

« Blessure chez une jeune dame à la partie interne du doigt annulaire avec une aiguille à pointe mousse. Paralysie du mouvement non-seulement du doigt blessé, mais encore du petit doigt. »

Pour la source de cette observation Tailhé renvoie aux *Archives générales de médecine* (1836). Nous avons cherché dans tous les volumes de 1835, 1836 et 1837, et nous n'avons pas retrouvé l'original de l'observation qui est résumée plus haut. L'indication est donc inexacte.

N'ayant pu connaître les détails de l'observation, nous avons dû nous borner à la reproduire d'après Tailhé. Cet auteur fait à propos de cette blessure de l'annulaire produisant une paralysie du petit doigt, quelques réflexions que nous croyons pouvoir transcrire utilement.

« L'impression produite sur le nerf appartenant à un doigt n'affecte pas seulement ce doigt lui-même ; elle re-

monte dans le cas particulier et vient exercer son action
sur le rameau que le nerf cubital envoie au petit doigt. La
paralysie reconnaît alors, comme ayant donné lieu à son
développement, une action qui commence aux extrémités
périphériques du système nerveux. La lésion d'un rameau
nerveux produit donc des effets qui se propagent, en vertu
d'une action rétrograde, à un autre rameau distinct du
premier. On arrive aux mêmes résultats par l'expérience
suivante : si l'on place la main dans la neige ou dans l'eau
très-froide, ce n'est pas seulement la partie soumise directement à l'influence du froid qui devient engourdie ; les
effets du froid se manifestent même dans des parties loin
desquelles il agit, et qui sont chaudement couvertes. Si une
cause aussi peu intense et agissant si peu de temps, peut
déterminer de la paralysie dans une partie plus centrale
que celle sur laquelle elle est appliquée, on peut en conclure que la même cause agissant d'une manière permanente pourrait produire une paralysie permanente de la
même partie. »

On voit par ce qui précède que Taillié a essayé de donner du phénomène constaté une explication pathogénique.
Il est obligé pour cela de faire une hypothèse, mais son
hypothèse n'a rien d'inacceptable.

Dans toutes les observations anciennes que nous possédons sur les accidents nerveux des blessures des doigts,
ce sont les troubles à distance qui sont l'objet des descriptions les plus minutieuses. Le cas de Féron est remarquable par la marche progressivement croissante des accidents. La douleur d'abord localisée à l'endroit de la blessure, puis au doigt, s'étendit ensuite à la main, à l'avant-
bras, au bras, à l'aisselle. Ces accidents, que l'on attribue
aujourd'hui à la névrite ascendante, furent plus tard suivis de troubles viscéraux, cardialgie, étouffements, vomissements, etc. Rien ne put soulager la malade ; et quatorze
mois après la morsure, elle avait encore des crises douloureuses très-violentes.

Observation XXXI.

Morsure du petit doigt. — Douleurs vives sur tout le trajet du nerf cubital.— Plus tard irradiations multiples, cardialgie et dysurie, par Féron, médecin au Mans. (*Journal complémentaire du dictionnaire des sciences médicales,* t. VI, 1820 page 274.) (Observation résumée).

« Madame Y..., âgée de 37 ans, d'une santé robuste fut mordue par sa fille malade et en délire, au dos de la deuxième phalange du petit doigt de la main gauche. La dent fit à la peau une très-petite plaie à laquelle on donna peu d'attention. La cicatrice ne se forma point et il y eut de la douleur dans tout le doigt. Au bout de quelques jours cette douleur gagna successivement la main et l'avant-bras jusqu'au coude, dans tout le trajet du nerf cubital. Je cautérisai la plaie avec lame de couteau chauffée à blanc que j'appuyai fortement, pour détruire la branche externe du nerf. Cette opération ne produisit aucune amélioration, et la névralgie parvint jusqu'à l'aisselle en se faisant toujours sentir de plus en plus vivement.

« Je prescrivis successivement des fomentations émollientes, des vésicatoires, des embrocations huileuses opiacées. Les douleurs accrurent de violence et s'étendirent sur tout le côté de la poitrine et du cou.

» Je commençai alors les bains généraux à 30° qui produisirent chez la malade un singulier effet. A peine y était-elle entrée, qu'elle ressentait un froid excessif dans toute la moitié du corps correspondant au côté malade et une vive chaleur dans l'autre : cet état cessait à la sortie du bain. Du reste loin d'être soulagée, madame Y... éprouva des serrements de poitrine et des étouffements, que deux autres bains accrurent encore. Bientôt il se déclara une cardialgie violente, avec vomissements de toutes les substances qui entraient dans l'estomac.

» Plusieurs potions calmantes ne calmèrent nullement les douleurs. Une saignée locale abondante (100 sangsues en deux fois) produisit une rémission. Plus tard à la suite d'une diarrhée abondante, les vomissements et la cardialgie cessèrent.

» Pendant deux mois la malade fut soumise à l'usage de la térébenthine. Malgré cela la maladie continua à faire des progrès : des douleurs vives se firent sentir dans la région hypogastrique ; les règles cessèrent, et il survint de la dysurie, en même temps les douleurs névralgiques s'étendaient à la face.

» Six mois après la morsure du doigt, madame Y... était arrivée à un état de maigreur considérable ; elle voulait que j'amputasse le doigt, auteur de tant de maux. Je fus tenté de céder à ses désirs; mais d'autres considérations me déterminèrent à appliquer un moxa près du coude sur le trajet du nerf cubital.

» Le membre cessa aussitôt d'être douloureux : trois jours après le cou et la poitrine étaient débarrassés; la diarrhée fut supprimée et la malade reprit rapidement des forces. Cependant elle ressentit encore de loin en loin de légères douleurs dans le doigt ou dans le bras.

» Cinq mois après madame Y.... vint me trouver et m'apprit à ma grande surprise que la névralgie avait reparu depuis quelque temps ; qu'elle avait envahi le bras, le sein, le cou et l'œil; que les vomissements et la cardialgie étaient comme par le passé, et qu'il était survenu une vive douleur du conduit auditif externe suivi d'un écoulement de sang abondant.

» J'appliquai un second moxa, sur le bras, huit mois après le premier. Il n'eut pas le même succès que l'autre et n'opéra qu'une grande diminution dans les douleurs, sans les enlever entièrement. Ces douleurs augmentent comme par accès en certains jours; la cardialgie revient aussi mais sans vomissement.

» Tel est, trois mois après l'application du moxa et quatorze mois après la morsure, l'état de madame Y.... »

Dans un important mémoire publié en 1838 John Hamilton (1) a réuni un certain nombre de cas de blessures des doigts ayant déterminé des accidents nerveux. Si l'on élimine deux cas où il s'agit de femmes hystériques qui furent subitement guéries un beau matin de tous les troubles qn'elles présentaient, le mémoire de Hamilton contient encore quatre observations, dont l'une appartient en propre à l auteur ; les trois autres sont tirées de la pratique de Cline, Astley Cooper et Earle. Dans chacun de ces cas les ac-

---

(1) John Hamilton. *On the effects resulting from wounds of nerves* (*Dublin journal of medical sciences*, 1838 ; et *Archives générales de médecine*, 1838. Vol. II, p. 174.)

cidents s'étaient propagés très-loin de la blessure. Astley Cooper et Earle resequèrent avec succès une portion du nerf radial pour remédier à la contracture des muscles.

Voici les quatre observations, traduites du mémoire de Hamilton.

OBSERVATION XXXII.

Blessure superficielle du pouce. — Douleur immédiate très-vive.— Cicatrisation de la plaie sans accidents. — Deux mois après apparition de douleurs. — Arthropathie de l'articulation carpienne du pouce, par John Hamilton. (*Dublin journal of medical sciences*, et *Archives générales de médecine*, 1838, vol. II, p. 183.)

Une femme, âgée de 50 ans, entra à l'hôpital de Meath : cinq mois auparavant elle s'était coupé superficiellement le bout du pouce ; la douleur fut si grande qu'elle fut sur le point de perdre connaissance. La coupure se cicatrisa rapidement, et pendant deux mois il n'y eut aucun accident. A cette époque en tordant du linge, elle fut prise subitement d'une douleur excessive de la partie postérieure de l'articulation inférieure du pouce, laquelle dura pendant deux heures et fut accompagnée de tuméfaction. Il y eut persistance d'un léger degré de sensibilité et de gonflement ; aussitôt que l'on touchait le pouce, et quelquefois même spontanément, des douleurs aiguës s'irradiaient vers la partie antérieure de l'avant-bras, sur le côté du bras, du cou et jusque dans la tête. Il y avait un gonflement diffus, dur, sensible autour de l'articulation carpienne du pouce. Le pouce lui-même était engourdi au froid ; la paume de la main, la partie antérieure de l'avant-bras, et la partie latérale du bras étaient extrêmement sensibles au toucher.

OBSERVATION XXXIII.

Blessure d'un doigt. — Contracture des muscles du bras. — Traitement par l'électricité sans amélioration. (Hamilton. *Arch. de méd.*, 1838, vol. II, p. 182.)

« H. Cline a rapporté l'histoire de la fille d'un chirurgien de distinction de Londres. Celle-ci s'était coupé le doigt ; la blessure se cicatrisa, mais bientôt après la malade fut prise d'une affection des nerfs qui, d'abord bornée à la partie blessée, s'étendit graduellement vers le bras, et détermina ensuite une contraction musculaire si violente de tout le membre supérieur qu'il était doublé en quelque sorte, et que la main était venue reposer sur l'épaule correspondante. Les essais faits pour l'en écarter déterminaient une douleur déchirante. On la laissa donc dans cette position et l'on essaya le traitement par l'électricité. Ce moyen ayant échoué on fit conduire la malade sur le bord de la mer; au bout de deux ans elle fut parfaitement rétablie. »

OBSERVATION XXXIV.

Contusion du pouce. — Douleurs irradiées jusqu'à l'épaule. — Résection du nerf radial. — Guérison. (Hamilton, *Loco citato*.)

« Sir Astley Cooper a cité une curieuse observation prise à l'hôpital de Guy. L'homme qui en est le sujet reçut un coup sur le pouce, bientôt suivi de douleur dans la partie, puis dans l'avant-bras, d'où les accidents s'étendirent à l'épaule, au cou et en dernier lieu au cerveau. Lorsqu'il était pris de ses accès de douleur, il perdait l'exercice de toute fonction volontaire et tombait. Comme cet état du cerveau était toujours précédé de douleurs dans la pouce, et d'une remarquable contraction du bras, Astley Cooper excisa plus d'un demi-pouce du nerf radial près du tendon du long supinateur. La plaie se cicatrisa très-rapidement. Le malade eut ensuite un certain nombre d'autres accès, beaucoup moins violents toutefois ; il retourna dans son domicile et bientôt la guérison fut parfaite. »

OBSERVATION XXXV.

Piqûre du pouce. — Douleurs, spasmes et contractures. — Résection d'un demi-pouce du nerf radial. — Guérison au bout de plusieurs mois. (Hamilton. *Archives générales de médecine*, 1838, vol. II, p. 187.)

« Après une piqûre du pouce, un malade avait été pris de douleurs, spasmes, trismus temporaire, contraction du pouce, etc. Ces symptômes ayant continué pendant deux mois et gravement altéré la santé générale, Earle se décida à resequer un demi-pouce du nerf radial à son tiers inférieur. L'opération fut très-douloureuse et suivie d'un accroissement temporaire des symptômes; mais bientôt survint une amélioration bien dessinée. Après trois semaines la santé générale était fort amendée; le malade pouvait étendre les doigts et le pouce sans douleur; mais il ne fut complétement rétabli qu'au bout de plusieurs mois. »

Avant Cooper et Earle, d'autres chirurgiens avaient fait des opérations plus radicales pour des cas semblables.

En 1805, B. Bell, de concert avec Monro, pratiqua l'amputation du pouce chez la femme d'un chirurgien du Lincolnshire, pour une névralgie consécutive à une piqûre. Swan, cité par Tillaux, amputa l'indicateur gauche à une femme qui, à la suite d'une piqûre de la deuxième phalange de ce doigt, avait été prise de douleurs névralgiques extrêmement violentes.

M. Beaugrand (1) dans sa thèse inaugurale, a publié encore un cas de blessure du médius qui se rapproche des précédents par les symptômes et par le traitement. Le chirurgien ne pratiqua pas la résection du nerf; il se contenta de faire deux incisions au-dessus et au-dessous de la plaie. Voici le cas : « Blessure par un canif au côté radial du médius gauche. Douleurs persistantes qui causent l'insomnie, s'accompagnant de fièvre, de vomissements, de spasmes, dans tout le membre supérieur, de rétraction des doigts, et amènent à la longue, l'atrophie de la main et d'une partie de l'avant-bras. Présumant une piqûre d'un nerf collatéral, on pratiqua, au bout de dix-huit mois, deux incisions au-dessus et au-dessous de la plaie, qui furent suivies de guérison.»

Mais toutes ces observations sont un peu vagues ; elles manquent de détails anatomiques précis, et pour ce motif elles ne suffiraient pas à entraîner la conviction.

Nous allons examiner maintenant d'autres observations qui ne laisseront subsister aucun doute.

L'observation XXXV du livre d'Annandale ne laisse sous

---

(1) Beaugrand. *Des lésions traumatiques des nerfs.* (Thèse de Strasbourg, 1864.)

ce rapport presque rien à désirer. Non-seulement les symptômes subjectifs éprouvés par la malade à la suite d'une plaie de l'annulaire, ainsi que les troubles trophiques consécutifs sont notés avec le plus grand soin, mais on trouve encore dans l'observation les résultats de l'examen anatomique du doigt que le chirurgien se crut obligé d'amputer. Il y aurait peut-être à discuter sur les indications et l'opportunité d'une pareille opération. On hésiterait peut-être aujourd'hui, non sans raison, à supprimer en pareil cas le doigt primitivement lésé ; beaucoup de chirurgiens regarderaient cette opération comme une opération de complaisance, d'une efficacité douteuse, parce que les troubles de nutrition s'étaient étendus bien au-delà du doigt malade. Mais M. Syme ne fit que suivre l'exemple de B. Bell et de Swan. D'ailleurs quelque opinion que l'on se fasse sur l'utilité de l'amputation d'un doigt, à la suite de lésions nerveuses très-étendues, l'observation d'Annandale n'en présente pas moins un grand intérêt, et nous en reproduisons la traduction intégrale que notre ami M. Tinoco a bien voulu faire pour nous.

OBSERVATION XXXVI.

Plaie de l'annulaire gauche. — Douleurs et sensation de brûlure dans la main, l'avant-bras et le bras correspondant. — Troubles trophiques dans la main et les doigts du côté gauche. — Douleurs et cuissons s'étendant au membre supérieur du côté droit et à la plante des deux pieds. — Roideur dans les articulations du membre supérieur gauche. — Amputation du doigt blessé ; soulagement momentané. (Annandale. — *Loco citato*, p. 203.)

Madame X... âgée de 64 ans, éprouvant une très-vive douleur à un doigt, eut recours à M. Syme le 28 juin 1865. La patiente s'était fait avec un couteau, il y neuf mois, une coupure sur la face palmaire et latérale du doigt annulaire de la main gauche. La plaie se ferma rapidement. Un mois après l'accident (la blessure étant complétement guérie), la malade commença à éprouver de la douleur dans la cicatrice et dans les parties voisines. Cet endroit devint si sensible que le moindre contact causait une vive douleur. Il survint alors de l'enflure des doigts et de la main ; la douleur avec une sensation de brûlure se propagea à l'avant-bras, au coude et poussa jusqu'au bras. A ce moment son médecin lui fit une incision près de la cicatrice ; mais elle n'en éprouva qu'un léger et court soulagement. Les vésicants furent aussi employés mais sans profit. La sensation brûlante n'était plus alors confinée seulement à la main et au bras malade ; souvent elle se faisait sentir assez vivement à la main et à l'avant-bras du côté droit, et quelquefois aussi à la plante des deux pieds. Elle demanda alors des soins à un médecin éminent, qui la traita très-soigneusement à l'aide de diverses applications locales, parmi lesquelles le chloroforme, la belladone, l'aconit, etc. N'obtenant point de soulagement, elle vint consulter à Edimbourg.

L'examen fit constater dans le bras gauche, le coude, le poignet et les articulations des doigts de la roideur et de la douleur.

Les doigts étaient effilés en forme de cierge (*tapered*), et la peau présentait cette apparence vitreuse caractéristique, ce poli particulier que M. Paget observa le premier dans les blessures des nerfs à un degré très-marqué. Les ongles étaient secs et cassants. Cet aspect luisant de la peau se remarquait aussi sur la face dorsale de la main et un peu sur l'avant-bras. La main gauche et tous ses doigts étaient très-sensibles, mais le doigt malade l'était beaucoup plus, principalement sur la face palmaire de son extrémité. Le moindre contact produisait sur ce doigt une douleur si vive que la malade permettait à peine qu'on approchât du doigt, encore moins qu'on y touchât. Un soigneux examen du doigt affecté faisait voir une cicatrice à la place de la plaie primitive. La pression y déterminait une grande douleur.

La main droite était aussi légèrement roide. Sa face palmaire présentait un aspect rugueux et plissé, mais n'était point douloureuse à la pression. La malade était fortement incommodée de la douleur et de la sensation de brûlure. La douleur était presque constante, s'aggravant quelquefois, ou bien diminuant, mais pour un temps très-court. Ce dont la malade se plaignait surtout, c'était la sensation de brûlure. Elle la comparait à l'application d'un fer rouge ; cette sensation ne se produisait pas seulement sur la main malade, mais elle se propageait aussi dans l'avant-bras et le bras du même côté. Souvent elle se faisait sentir très-vive à la main droite, et même à la plante des pieds, mais plus faiblement.

Aujourd'hui la santé générale est bonne en apparence ; il n'y a pas de symptômes d'autre maladie nerveuse. Les personnes de sa connaissance la trouvent un peu plus « nerveuse » que de coutume ; mais rien d'étonnant à cela si l'on considère tout ce qu'elle a souffert ; et en fait, si elle n'avait eu une aussi bonne constitution, sa santé générale ne se fut point conservée aussi bonne.

31 juin. — Après un examen approfondi, M. Syme crut devoir proposer l'amputation du doigt malade ; les antécédents prouvant clairement que les symptômes remontaient à la date de la lésion du nerf, entraînant cette extrême sensibilité du doigt ; lésion qui était la cause probable de tous ces symptômes douloureux des autres régions. La malade consentit volontiers à l'opération et la désarticulation métacarpo-phalangienne du doigt fut pratiquée.

5 juillet. — La malade éprouve un mieux sensible à la main malade ; mais la sensation de brûlure est encore éprouvée parfois à la main droite. Le doigt a été pansé pour la première fois ; la plaie a bon aspect.

6 juillet. — La nuit dernière la malade a eu une forte attaque de cette sensation brûlante aux deux mains, mais ce matin le mieux continue. La plaie est pansée chaque jour et se cicatrise bien.

10 juillet. — Le mieux éprouvé ces jours derniers fait des progrès. La malade est beaucoup mieux aujourd'hui, et tout à fait débarrassée de ses anciennes douleurs. Elle m'a permis de saisir sa main, de produire des mouvements dans les doigts et le poignet ; en un mot j'ai remué le membre d'une façon qu'elle n'aurait jamais pu supporter avant l'opération. L'aspect poli et luisant de la main n'est plus aussi marqué maintenant. Les ligatures sont tombées et la plaie est presque guérie.

15 juillet. — Depuis le dernier examen la malade a eu quelques retours de ces sensations brûlantes ; mais elles n'étaient pas aussi fortes qu'autrefois. Elle désire vivement retourner à la campagne ; elle trouve que sa main va assez bien pour cela ; elle quitte donc la ville aujourd'hui, nous promettant de nous tenir au courant de ses progrès.

12 août. — La fille de notre malade nous écrit aujourd'hui : la santé générale de sa mère a fait beaucoup de progrès. Elle souffre encore de temps à autre de ses sensations de brûlure, pas aussi vivement qu'autrefois. La plaie est complétement guérie ; toute la main et le bras se meuvent beaucoup mieux qu'auparavant. Cependant la sensation de brûlure a augmenté dans la main droite, qui est un peu tuméfiée et présente une certaine roideur des jointures.

Examen du doigt après l'amputation.

Deux heures après l'amputation du doigt, j'en ai disséqué soigneusement les nerfs. J'ai constaté que le nerf qui suit le bord radial de la face palmaire des doigts avait été blessé au point correspondant à la cicatrice de la plaie primitive. En ce point le nerf paraissait avoir été partiellement divisé et s'être réuni. Il y avait un épaississement du cordon nerveux au point blessé. Cet épaississement s'étendait environ un huitième de pouce (3 à 4 millimètres) au-dessus et au-dessous du point lésé. Il paraissait plus vascularisé que ne l'est le tissu nerveux, et comme atteint d'un processus inflammatoire. Il faut ajouter au sujet de ce nerf que les corpuscules de Paccini étaient particulièrement bien développés sur la face palmaire du doigt.

Ainsi on voit que dans le cas précédent les accidents ne sont pas restés limités au membre auquel appartenait le doigt blessé. Les douleurs ont remonté jusqu'à l'aisselle en suivant le trajet du nerf médian; puis des douleurs se sont montrées également dans le membre supérieur du côté opposé ainsi que dans les deux pieds. Quant aux troubles trophiques (état luisant de la peau, arthropathies, athrophie des doigts, etc), ils sont restés limités au membre supérieur gauche; et ce n'est pas seulement le doigt blessé, mais aussi tous les doigts de la main gauche qui ont subi une atrophie marquée et qui sont devenus incapables d'exécuter leurs fonctions. Preuve clinique indiscutable que la lésion traumatique d'une branche nerveuse d'un doigt peut exercer la plus fâcheuse influence sur tous les doigts de la main et aussi sur l'avant-bras et le bras. Nous n'insisterons pas sur les douleurs qui se sont montrées du côté opposé: nous avons déjà donné quelques exemples analogues à propos de la contusion des troncs nerveux du bras. On admet aujourd'hui que ces phénomènes sont d'un ordre réflexe, et qu'ils sont produits par une lésion médullaire.

D'ailleurs ces symptômes morbides du côté opposé à la lésion primitive sont loin de se montrer aussi souvent que les altérations de nutrition dans le membre correspondant.

Dans une remarquable observation publiée en 1878 par M. Bouchut, on voit les arthropathies noueuses, et l'atrophie de tout membre correspondant survenir à la suite d'un broiement de pouce ; aucun trouble n'a été observé par l'auteur dans le membre du côté opposé. L'observation de M. Bouchut est une des plus démonstratives pour le sujet qui nous occupe : elle montre que les désordres nerveux consécutifs aux traumatismes des doigts se produisent avec une facilité bien plus grande chez l'enfant que chez l'adulte. La peau, le tissu cellulaire sous-cutané, les muscles, les os eux-mêmes subissent un arrêt de développement dans tout le membre supérieur du côté blessé, tandis que la croissance continue à se faire normalement du côté opposé.

OBSERVATION XXXVII.

Broiement du pouce droit à l'âge de 1 an. — Rhumatisme noueux infantile dans la main du même côté. — Atrophie du membre supérieur correspondant. Par M. Bouchut. (*Gazette des hôpitaux*, 8 octobre 1878, page 629.)

La nommée B... (Aimée), née à Paris, âgée de sept ans et demi (fille de tourneur), de tempérament lymphatique et de constitution délicate, est entrée le 6 juillet 1878, salle Sainte-Catherine, lit n° 59 (service de M. Bouchut). Cette enfant a eu le pouce broyé, à un an, dans un appareil à tissage de son père, qui n'avait pas à ce moment surveillé son enfant. Depuis un an, dit-on, elle souffre de douleurs dans les membres supérieurs, et elle a dû rester au lit, il y a un an, pour des douleurs dans les doigts et les poignets.

Etat actuel. — Le pouce de la main droite a perdu la phalange unguéale, et il présente à son extrémité et vers la face palmaire une cicatrice linéaire de désarticulation.

Ce qui frappe le plus, c'est un arrêt considérable de développement du bras droit, ainsi, tandis que les deux genoux ne diffèrent pas de dimension, il n'en est pas de même dans les diverses régions des deux avant-bras ; la circonférence de ces deux membres, mesurée au pli du coude, au milieu de l'avant-bras et du poignet, est de un centimètre plus petite à droite. La même différence existe dans la circonférence de la main, mesurée au pli de la racine du pouce.

L'avant-bras droit est aussi plus court, et la différence de longueur est indiquée par ces deux mensurations :

Avant-bras dans la supination forcée :

	Gauche.	Droit.	Différences.
De l'épicondyle à l'apophyse styloïde du radius....... $0^m,16$		$— 0^m,15 = 0^m,01$ en faveur du gauche.	
De l'épitrochlée à l'apophyse styloïde du cubitus...... $0^m,155$		$— 0^m,14 = 0^m,015$	—

En ce qui concerne la longueur des doigts, le médius droit est moins long d'un centimètre que le gauche : les quatre derniers doigts de la main gauche l'emportent du reste également de un centimètre sur ceux de droite. Quant au pouce, c'est le doigt lésé et opéré, et par conséquent non comparable.

Des nodosités ou saillies, visibles à l'œil nu, dures au toucher, existent à chaque doigt des deux mains, excepté le pouce ; ces nouures sont surtout développées aux articulations de la première phalange avec la deuxième ; elles ne sont pas appréciables à celles de la troisième et paraissent manquer entièrement aux articulations métacarpo-phalangiennes.

Les orteils en sont indemnes et ont leur configuration normale.

Pas de douleurs, pas de changement de coloration à la peau. L'enfant a souffert un peu autrefois aux jointures, mais en ce moment la douleur est nulle. Petite cicatrice de brûlure sur le dos de la main droite.

Rien dans les autres articles, tels que les coudes, les genoux, l'épaule. Peut-être l'articulation tibio-tarsienne est-elle un peu gonflée.

Rien au cœur. Bon appétit, digestion régulière. Pas de fièvre.

Traitement. — Potion avec *iodure de potassium*, 0 gr. 50 ; — bains avec *arséniate de soude,* 5 grammes tous les jours.

Ce traitement a été suivi pendant quelques jours sans aucun changement appréciable, et l'enfant a été emportée de l'hôpital.

Ainsi dans ce fait, le broiement du pouce chez un enfant de 1 an a provoqué l'atrophie du squelette de tout le bras, l'atrophie musculaire et adipeuse et les arthropathies des doigts. L'accident date de six ans. Il y a un an l'enfant a eu des douleurs articulaires qui l'ont mise au lit, et aujourd'hui elle a cette déformation spéciale des doigts connue sous le nom de rhumatisme noueux.

Il nous paraît inutile de discuter ici si l'atrophie du bras droit, et les déformations des articulations phalangiennes sont sous la dépendance d'une seule et même cause. Pour nous ces deux lésions ne forment pas deux maladies distinctes ; elles se rattachent à la lésion phériphérique des nerfs du pouce broyé.

Nous avons déjà vu en effet dans plusieurs observations ce retentissement des lésions des nerfs périphériques sur les articulations phalangiennes qui, par suite d'une inflammation chronique adhésive peuvent à la longue s'ankyloser. L'analogie est trop évidente pour qu'il soit nécessaire d'insister.

Une chose se dégage encore de l'observation précédente ; malgré le degré considérable d'atrophie du membre supérieur droit, il n'y a point de paralysie musculaire. Ces paralysies ne se montrent point en effet dans les lésions des branches nerveuses digitales. Nous avons vu un exemple de paralysie avec atrophie des muscles de l'éminence thénar (Observation XXX due à Annandale) ; mais l'accident provenait d'une lésion de la branche musculaire du médian qui va se distribuer aux muscles de l'éminence thénar.

La névrite ascendante chronique qui paraît se développer, dans bon nombre de cas, à la suite d'un traumatisme d'une ou de plusieurs branches collatérales nerveuses des doigts n'entraîne point la perte de la motilité des muscles.

Nous terminerons cette revue des lésions traumatiques des nerfs des doigts, par l'exposé sommaire d'un cas que nous avons observé à l'Hôtel-Dieu. La malade, une femme de 68 ans, se présentait à la consultation de tous les hôpitaux pour se faire amputer le petit doigt ; naturellement on la renvoyait toujours sans l'écouter, parce que le doigt quoique légèrement incurvé, et un peu luisant, ne paraissait pas malade à première vue. En l'interrogeant nous eûmes des renseignements intéressants qui nous expliquèrent pourquoi la malade voulait se faire opérer.

OBSERVATION XXXVIII.

Coupure ancienne de la pulpe du petit doigt.— Douleurs se montrant tardivement après l'accident, et remontant vers l'avant-bras. — Aspect luisant du doigt. — Roideur des articulations phalangiennes. (Personnelle.)

Une femme âgée de 68 ans, vint à la consultation de l'Hôtel-Dieu, au mois de juillet 1878, demandant, sans dire autre chose, qu'on lui coupât le petit doigt de la main gauche. Comme il n'y avait ni plaie ni suppuration sur ce doigt, on renvoya la malade sans l'écouter; mais elle ne se rebuta pas, et elle revint aux consultations suivantes toujours pour le même motif.

On apprit alors de la malade qu'elle éprouvait presque constamment dans le petit doigt des élancements douloureux qui remontaient vers l'avant-bras. Ces douleurs s'étaient montrées depuis deux ou trois mois; auparavant elle ressentait seulement à de longs intervalles des fourmillements dans le même doigt. Quatre ou cinq ans auparavant elle s'était fait sur la pulpe du petit doigt une petite coupure qui avait été douloureuse sur le moment. Mais les jours suivants la douleur s'était calmée et la malade n'y avait plus fait attention. Ce ne fut que trois ans après que des fourmillements rares apparurent dans le doigt. En même temps elle ne le remuait pas aussi facilement que les autres.

Mais les douleurs n'avaient augmenté d'intensité que depuis deux mois environ. Indépendamment des douleurs et des sensations brûlantes éprouvées par la malade dans le petit doigt, la partie interne de la main et la partie interne de l'avant-bras : on notait :

1° *Un état luisant de la peau du petit doigt gauche ;*

2° *La flexion de la deuxième phalange sur la première, et de la troisième sur la deuxième :* il y avait impossibilité de redresser le doigt ;

3° *La forme effilée du petit doigt gauche,* terminé en pointe et moins volumineux que le droit.

M. Blum qui vit la malade pensa qu'il s'agissait de troubles consécutifs à une piqûre ancienne d'un filet nerveux du petit doigt.

On conseilla à la malade de faire des frictions sur son doigt.

Quinze jours après elle revint à la consultation : elle déclarait souffrir toujours de la même façon.

Nous n'avons point revu la malade depuis le mois d'août.

2⁰ Lésions nerveuses par panaris, brûlures et gelures.

Panaris. —Dans un panaris profond les nerfs des doigts peuvent être comprimés et distendus par le gonflement des tissus. Si le panaris aboutit à la destruction de la presque totalité des parties molles, à l'exfoliation des tendons et à la nécrose des phalanges, les branches nerveuses collatérales sont forcément atteintes dans cette mortification générale. Il arrive encore parfois qu'une branche nerveuse est intéressée lorsqu'on ouvre avec le bistouri un panaris profond.

Toutes ces variétés de lésions sont également susceptibles d'amener des douleurs et des troubles trophiques dans les régions voisines, au même titre que les simples traumatismes qui produisent la blessure des nerfs des doigts.

Mais il n'est nullement nécessaire que le panaris soit profond pour qu'il détermine des accidents nerveux analogues à ceux que nous avons décrits.

Un panaris sous-épidermique a quelquefois le même résultat. Ainsi notre maître M. Blum nous a raconté l'histoire d'une dame de sa clientèle qui vit se développer en différents points du bras des troubles trophiques assez accentués à la suite d'une petite tourniole du pouce qui ne pouvait inspirer aucune inquiétude. Après la guérison de son panaris, cette malade ressentit des élancements douloureux dans tous les doigts. Les doigts se couvrirent même de petites vésicules qui disparurent sans laisser d'ulcération. Puis les douleurs névralgiques s'irradièrent dans tout le bras. M. Blum dut faire à deux reprises des cautérisations au fer rouge au niveau du coude.

Trois mois après le début du panaris il était presque impossible à la malade de se servir de sa main qui s'était refroidie, et qui présentait sur sa face dorsale la coloration violacée et l'aspect luisant caractéristiques des lésions trophiques.

Ces complications possibles des panaris n'ont pas été signalées dans les auteurs classiques.

Ainsi l'ouvrage de Bauchet (1), si complet sur beaucoup de points, ne parle point de l'atrophie ni de la perte de fonctions du doigt qui a été le siége d'un panaris grave.

Les articles des dictionnaires sont également muets. Cette pénurie de documents nous engage à reproduire avec tous les détails une observation que nous avons prise à l'Hôtel-Dieu au mois d'août 1878. Il s'agissait d'un garçon de 19 ans, rhumatisant et strumeux, qui, l'année précédente, avait eu un panaris de l'index de la main droite, traité par plusieurs incisions. Après la cicatrisation de la plaie le doigt s'atrophia, et les articulations des phalanges s'ankylosèrent. Lorsque nous vîmes le malade pour la première fois, les troubles de nutrition commençaient à s'étendre du côté de la face dorsale de la main et du côté de l'avant-bras.

Quelques séances de faradisation parurent enrayer momentanément la marche de la maladie.

Parmi les symptômes détaillés de l'observation nous ferons remarquer spécialement la forme effilée de l'index avec l'incurvation de l'ongle dans les deux sens. Au lieu d'être épaissi et rugueux, comme on l'a vu chez plusieurs malades, l'ongle était dans ce cas, mince, transparent et uni, Weir Mitchell a signalé cette altération.

OBSERVATION XXXIX.

Panaris de l'index de la main droite. — Atrophie consécutive de ce doigt. — Troubles trophiques remontant sur la face dorsale de la main. — Névrite ascendante. — Traitement par l'électricité; amélioration. (Personnelle.)

Le nommé Fournier (Paul), âgé de 19 ans, garçon marchand de vins, entre le 8 août 1878, salle Saint-Julien, n° 7, à l'Hôtel-Dieu, dans le service de M. le professeur Richet, suppléé par M. Blum.

(1) Bauchet. *Du panaris*. Paris, 1859.

C'est un garçon lymphatique ayant eu dans son enfance des engorgements ganglionnaires au cou, de la gourme sur la tête, et des ophthalmies chroniques. Il déclare qu'il a toujours eu les doigts tordus avec des nodosités au niveau des articulations. Antécédents de famille peu instructifs. Un frère est tuberculeux.

Le 15 août 1877, en jouant à un jeu particulier qu'il appelle le *pas du géant*, et qui consiste à tirer sur une corde pour faire des exercices divers, ce garçon se fit avec la corde une contusion sur la partie externe de la deuxième phalange de l'index de la main droite. Il en ressentit une vive douleur sur le coup ; mais il n'y avait pas de plaie extérieure.

Huit jours après survint un panaris de l'index, appréciable surtout au niveau de la deuxième phalange de l'index. Le panaris ne fut ouvert que quinze jours après son apparition ; une incision de 5 à 6 centimètres fut faite sur la partie latérale externe de l'index. Tout le dos de la main était gonflé ; et le médecin dut faire une incision au niveau du quatrième métacarpien.

La plaie du doigt resta très-longtemps à se fermer : la suppuration dura plusieurs mois.

En février 1878, seulement, la plaie était entièrement cicatrisée.

Mais l'index offrait une certaine roideur qui empêchait le malade de travailler.

Depuis cette époque ce même doigt a considérablement diminué de volume ; le malade est venu à l'Hôtel-Dieu pour savoir si on ne pouvait pas lui rendre un usage plus parfait de ce doigt.

9 août. Etat actuel. — Le petit doigt de la main gauche, effilé à sa pointe, est remarquable par sa gracilité qui contraste à première vue avec les dimensions considérables des autres doigts de la main.

Sur la partie latérale externe on voit une cicatrice allongée qui correspond à toute la deuxième phalange et à la partie inférieure de la première, et au niveau de laquelle la peau, de couleur violacée, adhère au squelette du doigt.

Sur la face dorsale et la face palmaire de ce même doigt au niveau des deux dernières phalanges la peau est lisse et luisante.

L'extension complète de la deuxième phalange sur la première est impossible ; mais le malade exécute très-facilement les mouvements de flexion de la deuxième phalange.

Quant à la troisième phalange de ce même doigt il ne peut lui imprimer aucun mouvement.

La forme générale de l'index droit est effilée ; sa base est

volumineuse, et son sommet réduit à de petites dimensions.
Incurvation de l'ongle dans les deux sens :

Circonférence à la base = 6 centimètres.

Circonférence au sommet = 4 1/2 centimètres.

Longueur depuis le tubercule externe de la première phalange jusqu'à la pulpe = 8 1/2 centimètres.

Pour l'index de la main gauche on trouve les dimensions suivantes :

Circonférence à la base = 7 centimètres.

Circonférence au sommet = 5 centimètres.

Longueur totale = 10 centimètres.

L'index droit est donc atrophié, non-seulement dans la peau et les parties molles, mais encore dans le squelette.

Les autres doigts de la main gauche sont très-développés quoique tordus avec des nodosités au niveau des articulations. Ainsi le petit doigt de la main gauche est plus volumineux que l'index du même côté.

Sur la main droite, à sa face dorsale, au niveau de la racine de l'index et du médius la peau présente une coloration légèrement violacée.

Rien de semblable sur la partie correspondante de la main gauche.

La main droite est sensiblement plus froide que la main gauche. La différence de température est surtout sensible entre les deux index. Le malade éprouve lui-même très-souvent une sensation de froid dans son index droit d'abord, et puis dans toute la main.

La main droite est moins forte que la gauche.

Le malade est cependant droitier.

Il n'y a pas de différence dans le volume des deux avant-bras.

Sensibilité. — La sensibilité est bien conservée dans les diverses parties de la main droite, et notamment dans tous les points du doigt qui a été le siége du panaris.

Le malade perçoit très-bien la piqûre d'une épingle, le contact d'une barbe de plume, la sensation de froid ou de chaud.

Il n'y a pas d'atrophie des muscles de l'éminence thénar. Le pouls radial droit est plus faible que celui de gauche.

Diagnostic. Troubles trophiques et arrêt de développement consécutifs à la lésion d'une ou de plusieurs branches collatérales nerveuses de l'index du côté droit.

Comme les troubles trophiques ont tendance à remonter et à gagner l'avant-bras, M. Blum fait électriser tous les jours les muscles extenseurs et les muscles fléchisseurs.

Un mois après on notait une amélioration légère. Nous n'avons pas revu le malade depuis le mois de septembre.

Les deux cas précédents suffisent, croyons-nous, pour montrer que, dans les panaris la lésion locale peut avoir un retentissement à distance, si des branches nerveuses se trouvent lésées.

Brûlures et gelures. — Nous ne possédons pas de documents assez nombreux et assez concluants pour dire si des brûlures ou des gelures profondes des doigts peuvent entraîner les mêmes accidents que les traumatismes des doigts ou que les panaris. Dans tous les cas la chose paraît fort possible et même probable *a priori*, car les brûlures et les gelures profondes intéressent toujours des filets nerveux.

Nous avons vu à l'Hôtel-Dieu un jeune homme de 26 ans qui avait eu dans son enfance une vaste brûlure des trois premiers doigts et de la partie correspondante de la main. L'index surtout était déformé par la cicatrice. Il y avait des troubles trophiques sur toute la face dorsale de la main, mais le malade avait eu l'année précédente une section complète du nerf cubital au-dessus du poignet, de sorte que l'influence exercée par la brûlure sur ces troubles trophiques ne pouvait être exactement délimitée, par suite de la complexité des lésions.

Dans son dernier ouvrage, M. Vulpian (1) a rapporté un cas intéressant d'atrophie musculaire progressive reconnaissant pour cause une ancienne brûlure du poignet. Nous nous bornons à donner le titre de l'observation.

Brûlure du poignet gauche dans l'enfance. — Travail manuel exagéré des bras, aussi bien du gauche que du droit. — Atrophie musculaire progressive à l'âge de 49 ans.

M. Vulpian admet dans ce cas (p. 717): 1° que la brûlure datant de l'enfance a eu pour conséquence une lésion des nerfs du bras gauche ; 2° que cette lésion a retenti sur la moelle cervicale ; 3° qu'elle a pu devenir à un certain mo-

---

(1) Vulpian. *Clinique de la Charité*. Paris, 1879.

ment une sorte d'épine irritative, peut-être par suite du travail exagéré du bras du côté opposé.

Nous tenons également de notre collègue et ami M. Brissaud le résumé d'une intéressante observation recueillie sur une pensionnaire de la Salpêtrière et que nous reproduisons :

OBSERVATION XL.

Brûlure ancienne de la main. — Troubles trophiques sur les doigts et la main. — Hypertrophie considérable des ongles. — Irradiations douloureuses sur le bras. (Communiquée par M. Brissaud, interne des hôpitaux.)

La femme Létang, âgée de 78 ans, du service des Incurables à la Salpêtrière, a eu, il y a 7 ans, la paume de la main gauche brûlée aux charbons ardents d'un fourneau. Il s'est produit une rétraction cicatricielle formant un godet profond à la paume de la main. Les doigts de la main brûlée présentent une déformation rappelant celle du rhumatisme chronique. Les ongles sont rugueux, incurvés dans les deux sens, et démesurément longs : celui de l'index, le plus long de tous, mesure 7 centimètres. Par instants ces ongles cornés sont extrêmement sensibles ; la malade est obligée d'envelopper sa main. Il y a des jours où elle ne souffre pas du tout.

Sur la main gauche la peau des doigts est lisse, unie et de coloration violacée. La malade a d'ordinaire froid à cette main. Elle se plaint aussi d'irradiations douloureuses dans tout le bras, surtout à la face postérieure entre le coude et l'épaule.

Rien à noter sur l'autre main.

Pour ce qui concerne les gelures, nous avons lu attentivement une thèse soutenue récemment par M. le Dr Germain (1) qui a étudié les lésions trophiques et les troubles sensitifs dans les gelures anciennes. Nous n'y avons trouvé

---

(1) Germain. *Des lésions trophiques et des troubles sensitifs dans les gelures anciennes.* (Thèse de Paris. Mars, 1879.)

qu'un cas très-peu explicite (page 67) de gelure ancienne des doigts chez un homme de 63 ans, qui éprouva, un an après, de l'engourdissement dans les mains et de la faiblesse musculaire dans les muscles fléchisseurs.

CHAPITRE IV

Pathogénie.

Si les faits cliniques qui viennent d'être exposés sont incontestables, la pathogénie reste bien plus obscure. La physiologie n'a pas encore réussi à expliquer tous ces faits d'une manière bien convaincante. Plusieurs hypothèses rationnelles ont été mises en avant par des hommes considérables dans la science ; nous allons les examiner très-brièvement.

Mais avant de signaler les diverses explications pathogéniques qui ont été proposées, il ne sera peut-être pas inutile de jeter un coup d'œil d'ensemble sur les principaux faits contenus dans ce travail.

Que ressort-il du chapitre sur les contusions des troncs nerveux du bras ? Lorsque la contusion s'est limitée bien exactement à l'un des nerfs mixtes du bras, deux choses peuvent se passer : ou les accidents, quand ils surviennent, restent limités au territoire du nerf contus, ce qui est assez rare ; ou ils s'étendent dans le voisinage, soit simplement dans la sphère des nerfs voisins, soit encore dans les membres du côté opposé et dans les organes viscéraux.

Dans le premier cas on attribue avec raison à une névrite descendante interstitielle tous les troubles de la sensibilité (douleurs, névralgies, fourmillements), et tous les troubles de nutrition, portant sur la peau, le tissu cellulaire sous-cutané, les muscles, les articulations et les os, qui ne dépassent pas la sphère du nerf primitivement atteint. On reconnaît sûrement cette névrite, lorsque le nerf est superficiel ; on peut sentir en effet au point où a porté le traumatisme, un renflement plus ou moins accentué du tronc nerveux dont la compression fait naître des douleurs provoquées sur tout son trajet.

Mais ces cas de limitation bien exacte des désordres au territoire du nerf contus constituent l'exception , très-souvent les accidents s'étendent plus loin. Dans les lésions des branches nerveuses digitales, nous avons même vu les désordres envahir les autres doitgs, la main, le bras en totalité ou en partie.

Par quel mécanisme se fait une pareille extension ? La théorie qui est le plus en honneur est celle de la *névrite ascendante*.

Il est vrai que la pathologie expérimentale ne paraît pas avoir beaucoup facilité jusqu'ici la solution du problème. « J'ai, dit M. Vulpian dans sa préface du livre de Weir Mitchell, étreint des nerfs dans des ligatures plus ou moins serrées, ou je les ai pressés entre les mors d'une pince, ou contondus en les frappant brusquement entre deux corps durs, ou cautérisés avec diverses substances, l'essence de cantharide, l'ammoniaque liquide, l'acide acétique ou transpercés en plusieurs sens à l'aide d'aiguilles, etc., sans obtenir jamais une véritable névrite suppurative au-delà des points soumis à la violence expérimentale. Jamais je n'ai vu à la suite de ces tentatives expérimentales un seul cas de névrite ascendante, de quelque forme qu'elle fût ».

D'autres expérimentateurs, Feinberg, Klemm, Tiesler, Hayem, paraissent avoir été plus heureux que M. Vulpian.

Feinberg (*Berlin. Klin. Wochens*, 1871) conclut de ses expériences sur les animaux qu'une forte irritation d'un nerf périphérique peut se propager jusqu'à la moelle épinière et produire une myélite.

A la suite d'injections d'une solution d'arséniate de soude sous la gaîne du nerf sciatique chez des lapins, Klemm (*Centralblatt*, 1874) a vu se former à la fois une névrite descendante et une névrite ascendante. Du point lésé l'inflammation se propageait en différents point au-dessus et au-dessous.

La myélite s'est montrée dans une seule expérience et à un léger degré.

Enfin les nerfs de l'autre côté du membre étaient souvent atteints sans que toutes les fois la dure-mère et la moelle épinière participassent à l'inflammation.

Tiesler, cité par Labadie-Legrave (*Diction. de Jaccoud. Art. Nerfs*), a constaté à l'autopsie d'un lapin dont il avait irrité le nerf sciatique, l'existence d'un foyer purulent au point où le nerf avait été irrité, et un second dans l'intérieur du canal médullaire, au niveau de l'origine du nerf sciatique. La portion de nerf comprise entre les deux foyers purulents ne présentait aucune altération appréciable.

Enfin M. Hayem (1) communiqua à la *Société de biologie* au mois de juillet 1875 les résultats qu'il avait obtenus en arrachant des nerfs périphériques, ou en les irritant à l'aide d'agents chimiques, chez un certain nombre d'animaux.

D'après cet auteur l'arrachement d'un nerf périphérique détermine quelquefois une myélite intéressant surtout la substance grise et ayant tendance à se propager au-dessous, aussi bien qu'au-dessus du point qui correspond aux racines du nerf lésé.

Les altérations de la substance grise peuvent aussi se propager du côté opposé.

Dans certains cas, il ne se produit point de myélite : la seule altération appréciable est une atrophie des cellules nerveuses dans la région où aboutit le nerf lésé.

M. Hayem s'est expliqué ces faits en admettant que l'irritation provoquée par le traumatisme peut se propager dans toute la longueur du nerf et s'étendre ainsi jusqu'à la moelle.

Pour les fortes contusions et les piqûres nerveuses, fai-

---

(1) *Gazette médicale de Paris*, 1875, page 376.

tes dans certaines conditions, on peut voir se développer des accidents analogues.

Ainsi en serrant fortement un tronc nerveux entre les mors d'une pince, ou bien en le piquant avec une aiguille trempée dans de la nicotine, ou bien encore en mettant le nerf en contact avec des cristaux de bromure de potassium, on provoque le développement d'une phlegmasie médullaire plus intense et à marche beaucoup plus rapide que si l'on se contente de sectionner le nerf.

M. Hayem a constaté encore que ces altérations ne restaient pas limitées à la substance grise, mais gagnaient la substance blanche; elles présentaient la plus grande analogie avec celles que l'on rencontre chez l'homme dans la myélite aiguë.

Il semble donc que l'irritation des nerfs se propage peu à peu à la moelle par l'intermédiaire de leur tissu conjonctif.

Dans ses premières expériences, M. Hayem a vu l'arrachement d'un nerf être suivi de péri-méningite; la dure-mère étaient doublée d'une couche embryonnaire.

Dans les lésions provoquées par les irritants chimiques, il a trouvé des lésions de la pie-mère et de l'arachnoïde.

Dans quelques expériences M. Hayem a observé des accidents épileptiformes semblables à ceux qu'a signalés M. Brown-Séquard. Ces accidents ont manqué dans les cas où le nerf avait été soumis à des irritants chimiques.

Les troubles trophiques ont également fait défaut dans ces conditions, et ils ont au contraire présenté un haut degré d'intensité dans les cas où le nerf avait été soumis à une irritation beaucoup moins intense.

Tels sont les résultats un peu contradictoires que l'expérimentation directe a fournis à différents physiologistes au sujet de la propagation des lésions nerveuses de la périphérie vers le centre.

Ils ne permettent pas de tirer des conclusions bien précises applicables à la pathologie chirurgicale des nerfs chez l'homme.

En effet qu'avons-nous observé chez l'homme ? Nous avons

vu, dans un certain nombre de cas, les accidents déterminés par la contusion d'un nerf du bras s'étendre à diverses
parties placées sous la dépendance d'autres branches du
plexus brachial. Y a-t-il eu névrite ascendante se propa-
geant jusqu'à l'origine du nerf à la moelle?

Cette névrite ascendante, en envahissant la moelle, a-t-elle
lésé les noyaux d'origine des branches du plexus brachial
et amené des altérations consécutives dans les territoires
placés sous la dépendance de ces branches?

Il est bien difficile de se prononcer d'une manière absolue
en faveur de cette hypothèse, parce qu'on n'a pu jusqu'ici
faire la vérification anatomique chez l'homme.

Quant aux accidents névropathiques qui s'observent dans
les viscères et sur les membres du côté opposé à la lésion
primitive, on a invoqué, pour en rendre compte, des lésions
médullaires constantes. Pour M. Pineau (1) et M. Etienne (2)
la chose ne paraît pas douteuse; ces deux auteurs
s'appuient sur les expériences que nous avons rapportées.

En dehors de la névrite ascendante, on a fait intervenir
aussi l'hypothèse d'une irritation transmise à la moelle par
le traumatisme, sans que le bout supérieur du nerf soit le
siége d'aucune lésion anatomique.

Il se produirait sans névrite, cela a été constaté sur les
animaux, l'atrophie d'un certain nombre d'éléments de la
moelle : cette altération qui, dans certains cas, n'amène pas
d'accidents, agirait dans d'autres cas comme une sorte d'é-
pine irritative, et provoquerait, à une époque plus ou moins
éloignée, des lésions dans le territoire de nerfs qui n'avaient
pas été blessés.

M. Vulpian a reproduit dans ses *Cliniques de la Charité*
(p. 745) une observation qui semblerait confirmer cette
hypothèse: « Un soldat est blessé en 1870 à Reischoffen, par
un éclat d'obus qui fait une petite plaie superficielle au bas

---

(1) Pineau: *De quelques accidents névropathiques à distance observés tardivement à la suite de lésions des nerfs.* (Thèse de Paris, 1877.)

(2) Etienne. *Essai sur les troubles médullaires que peuvent engendrer les
ésions traumatiques des nerfs.* (Thèse de Paris, 1878.)

de la jambe ; cette plaie guérit sans accidents. Pendant cinq ans le malade ne songe pas à son ancienne blessure dont il ne souffre point ; au bout de ce temps seulement il éprouve des douleurs et un engourdissement pénible au niveau de la cicatrice. De ces douleurs tardives résulte un retentissement sur la moelle, lequel a pour conséquence une atrophie musculaire considérable. Sous l'influence d'un traitement par les toniques et l'électrisation les accidents d'atrophie s'améliorent rapidement. »

Enfin il nous reste à signaler l'hypothèse de Weir Mitchell qui semble dans plusieurs passages de son livre attribuer les accidents de voisinage à une transmission aux nerfs voisins de la névrite ou de l'irritation, qui passerait du cordon nerveux directement atteint aux autres branches du tronc d'où se détache ce cordon, ou même aux autres nerfs du plexus qu'il concourt à former.

Ainsi dans un cas de contusion du nerf cubital, suivie d'accidents dans la zone du médian par exemple, l'irritation ou la névrite se propagerait en haut jusqu'au plexus brachial ; et là, grâce aux anastomoses qui unissent toutes les branches du plexus elle se porterait directement sur le nerf médian en suivant une direction centrifuge.

Si l'on a affaire à une lésion d'une branche nerveuse digitale, comme la branche collatérale palmaire externe du pouce, l'irritation remonte jusqu'au niveau de la division du nerf médian en 6 branches terminales, et là elle peut envahir chacune de ces branches. Si l'irritation remonte encore plus haut jusqu'au plexus brachial, en suivant le tronc du médian, les anastomoses permettent à l'irritation de gagner tous les autres troncs du plexus.

Malheureusement cette hypothèse, repoussée par M. Vulpian, ne repose sur aucune preuve certaine.

Il en est de même de l'hypothèse qui consiste à regarder les troubles trophiques de voisinage comme le résultat de la transmission de l'irritation ou de la névrite aux nerfs voisins, par l'intermédiaire des anastomoses ou fibres récurrentes aux extrémités digitales.

Ainsi rien d'absolument certain, rien de mathématique

dans la pathogénie des accidents que nous avons étudiés au point de vue clinique.

Il serait, croyons-nous, prématuré d'adopter exclusivement telle ou telle hypothèse; et, en nous abstenant de trancher la question, nous nous abritons derrière l'autorité d'un physiologiste, dont personne ne voudra contester la haute compétence, nous avons nommé M. le professeur Vulpian, qui a bien voulu, dans une communication orale, nous faire connaître son opinion sur ce sujet délicat.

RÉSUMÉ ET CONCLUSIONS

Parmi tous les troubles de nutrition que nous avons dé-crits comme appartenant aux contusions des troncs ner-veux du bras et aux lésions diverses des branches ner-veuses digitales, il en est quelques-uns qui méritent une analyse un peu plus détaillée. De ce nombre sont les altéra-tions des os et des articulations.

Les os s'atrophient, et l'atrophie est d'autant plus mar-quée que la lésion nerveuse est survenue à un âge moins avancé. Ainsi, chez la petite fille de l'observation XXXVIII, qui avait eu le pouce broyé à l'âge de un an, tout le sque-lette du membre supérieur du côté malade avait subi un arrêt de développement.

Lobstein a également cité le cas d'un homme de 54 ans, ayant eu dans son enfance une grave blessure du sciatique et du crural : chez lui toutes les parties constituantes de la cuisse étaient atrophiées ; le fémur du côté malade pesait trois fois moins que le fémur du côté sain.

Ogle (1) a pu examiner le squelette de la main chez un malade qui avait eu autrefois une section du nerf médian à la paume de la main. Tous les os étaient raréfiés, amincis, et les articulations phalangiennes et métacarpo-phalangien-nes présentaient les lésions de l'arthrite chronique.

M. Blum a également consigné dans sa thèse d'agréga-

----

(1) W. Ogle. *Regarding certain influences exercised by the nervous system upon bones.* (St-George's hospital Reports. 1871.)

tion les altérations des os et des petites articulations, trouvées à l'autopsie d'une femme qui avait eu, sept ans auparavant, le nerf médian sectionné au-dessus du coude. « L'examen micrographique fait par M. Nepveu, chef du laboratoire de la Pitié, établit que les cartilages des articulations malades étaient ramollis, amincis et présentaient une prolifération cellulaire notable. Les os étaient raréfiés, amincis également, remplis de moelle rouge vasculaire, au lieu de moelle jaune comme dans les os sains. La couche compacte était également diminuée d'épaisseur. »

Ainsi les arthropathies qui se montrent à la suite de toutes les lésions traumatiques des nerfs, quelle que soit la nature de ces dernières, sont de véritables inflammations articulaires, analogues aux arthrites rhumatismales.

D'après Porson (1), ces arthropathies sont toujours situées au-dessous des nerfs atteints et distribuées comme le nerf lésé. Cela n'est pas absolument exact dans tous les cas ; ainsi, chez la malade de notre observation X, nous voyons une arthropathie de l'épaule avec irradiations doulou-reuses du côté de la poitrine survenir 14 mois après une contusion directe du nerf cubital au coude. La malade n'était pas rhumatisante.

Il est vrai que les petites articulations des doigts sont atteintes bien plus souvent. Il ne nous a jamais été donné d'observer des lésions articulaires précoces, comme Weir Mitchell en a signalé des exemples. Dans la plupart des observations que nous avons citées, l'arthrite apparaissait presque en même temps que les autres troubles de nutri-tion. Dans les doigts, ces arthrites se terminent par la flexion des phalanges avec roideur. Quand on essaye de mouvoir les articulations, on perçoit des frottements ou des craquements. Quelquefois l'arthrite aboutit à une véri-table ankylose qui résiste à tous les traitements. Signalons enfin les déformations du rhumatisme noueux au niveau des

---

(1) Porson. *Loco citato.*

articulations phalangiennes chez la petite fille de l'observation XXXVIII.

Nous n'avons pas à entrer dans la description détaillée des différents autres troubles fonctionnels et nutritifs qui sont notés dans nos observations. Les troubles de la motilité et de la sensibilité, les éruptions cutanées, les lésions du tissu cellulaire, les modifications des sécrétions, les changements de température du membre sont exposés assez longuement d'une manière générale dans les livres classiques.

Jusqu'ici nous n'avons parlé du traitement que d'une manière incidente. Il est bon d'indiquer sommairement à cette place quels sont les meilleurs moyens à employer lorsque le chirurgien se trouve en présence d'une contusion nerveuse qui détermine des accidents. Et d'abord nous laissons de côté, malgré le vif intérêt qu'elle présente, l'histoire des élongations et des sections nerveuses. Cette question est beaucoup trop importante pour être résolue en quelques lignes. D'ailleurs, pourquoi ne pas l'avouer? Ce n'est pas au moment où la chirurgie en est encore à la période de tâtonnements pour rechercher les véritables indications de la distension chirurgicale des nerfs, que l'on peut s'aviser de formuler des règles précises à cet égard. Aussi nous nous contenterons de passer en revue les moyens médicaux proprement dits, qui sont connus depuis plus longtemps.

La contusion d'un nerf vient-elle à produire la paralysie des muscles auxquels il se distribue, le chirurgien doit, aussitôt qu'il s'en aperçoit, rechercher si les muscles répondent à l'excitation électrique. Contrairement à l'opinion défendue par Duchenne, l'absence de contraction dans un muscle soumis à l'influence d'un courant faradique ne prouve pas la perte irrémédiable de l'irritabilité musculaire.

L'électricité sous toutes ses formes rend de grands services pour faire revenir les mouvements dans les muscles paralysés. On peut aussi la combiner avantageusement avec les frictions, les massages, les douches alternativement chaudes et froides.

D'après M. Onimus les courants induits sont indiqués lorsqu'on veut ralentir la circulation périphérique et modérer la nutrition, ce qui n'est pas le cas ici, puisque l'on a précisément pour objectif d'empêcher le développement de troubles trophiques.

Alors les courants continus remplissent mieux l'indication, parce qu'ils rendent la circulation plus active.

Il est permis de penser que, dans les cas de lésion d'une branche nerveuse digitale, l'emploi de l'électricité, essayé aussitôt que l'on voit apparaître des troubles de nutrition, pourrait arrêter la marche des accidents. Weir Mitchell a même guéri, par l'emploi combiné des massages et des courants continus, un jeune homme qui, à la suite d'une fracture des deux os de l'avant-bras, avait déjà des troubles trophiques très-accentués dans toute la main.

Lorsque des irradiations douloureuses partent du point contus, et se propagent vers l'épaule, les révulsifs sont indiqués. Les cautérisations, l'ignipuncture, les vésicatoires peuvent procurer du soulagement. Si les douleurs augmentent de violence, et gagnent les origines du plexus brachial, il pourra devenir utile de poser un ou plusieurs cautères à la racine du cou.

Contre les arthropathies on doit employer le massage et les mouvements provoqués toutes les fois qu'il n'existe pas d'état inflammatoire aigu.

Nous n'avons pas besoin de rappeler qu'il ne faut jamais songer à amputer un doigt, comme l'a fait M. Syme dans l'observation d'Annandale, même si tous les accidents observés ont pour première origine une lésion traumatique ancienne de ce doigt ; car, lorsque les désordres ont envahi l'avant-bras et le bras, l'irritation occupe déjà plusieurs troncs nerveux, et il devient tout à fait inutile de supprimer la partie primitivement lésée. Fort heureusement cette pratique un peu radicale du chirurgien d'Edimbourg n'a pas trouvé d'imitateurs en France.

Telles sont en peu de mots les principales règles suivant lesquelles il faut diriger le traitement. Les précautions préventives, destinées à exciter l'activité fonctionnelle de la peau et des muscles, alors que l'on redoute des accidents ultérieurs, ne devront jamais être négligées.

Ces accidents, que nous croyons avoir suffisamment établis par les nombreux faits contenus dans notre thèse, nous les résumons de la manière suivante :

1º La contusion d'un des troncs nerveux du bras (cubital, radial, médian, circonflexe), indépendamment de la paralysie immédiate et des fourmillements douloureux qu'elle détermine parfois, peut entraîner plus tard des accidents multiples, les uns localisés à la région du nerf contus, les autres s'étendant aux régions des nerfs voisins, plus rarement aux membres du côté opposé.

2º Parmi ces accidents on note des arthropathies, un changement de coloration de la peau qui devient luisante et violacée, des éruptions diverses, la déformation des ongles, en un mot tous les troubles trophiques qui ont été signalés, et décrits par MM. Charcot, Weir Mitchell, Mougeot, etc., à la suite des lésions irritatives des nerfs périphériques.

3º Une lésion traumatique intéressant une branche nerveuse des extrémités digitales peut avoir des conséquences aussi graves que la contusion ou l'écrasement d'un gros tronc nerveux ; dans certains cas, rares à la vérité, on voit survenir, à la suite d'un petit traumatisme portant sur un seul doigt, des troubles fonctionnels et des troubles de nutrition qui envahissent les doigts voisins, la main, l'avant-bras, le bras, et qui retentissent au besoin sur les organes viscéraux et sur les autres membres.

4º D'autres lésions chirurgicales des doigts, telles que les panaris, les brûlures, les gelures, etc., peuvent avoir des conséquences analogues.

BIBLIOGRAPHIE

GRANGER. — *Edimburgh medical and surgical journal*, vol. XIV, p. 196, 1818.

FÉRON. — *Observation d'une névralgie anormale*. (*Journal complémentaire du Dictionnaire des sciences médicales*, t. VI, 18 0, page 274).

DESCOT. — *Dissertation sur les affections locales des nerfs*. (Thèse de Paris, 1822).

SWAN. — *A treatise on diseases and injuries of the nerves*. (London, 1834).

JOBERT (DE LAMBALLE). — *Etudes sur le système nerveux*. (Paris, 1838).

JOHN HAMILTON. — *On the effects resulting from wounds of nerves*. (*Dublin journal of medical sciences*, et *Archives générales de médecine*, 1838, vol. II, page 174).

FÉNIN. — *Recueil des mémoires de médecine et de chirurgie militaires*. (Paris, 1843).

JOBERT (DE LAMBALLE). — *Leçons sur les paralysies locales non saturnines*. (*Gazette médicale de Paris*, 1846).

TAILHÉ. — *Paralysie des avant-bras*. (Thèse de Paris, 1850).

VERNEUIL. — *Altérations locales des nerfs* (Arch. de méd., 1851).

Bulletins de la Société de chirurgie, 1851.

DEBOUT. — *Paralysies traumatiques localisées*. (*Bulletins de la Société de chirurgie*, 1852).

ROMBERG. — *Lehrbuch der Nervenkrankheiten*. (Berlin, 1854).

BASTIEN et VULPIAN. — *Mémoire sur les effets de la compression des nerfs*. (*Gazette médicale de Paris*, 1855).

PARMENTIER. — *De la paralysie des mouvements du membre supérieur*. (*Moniteur des hôpitaux*, 1855).

CHARCOT et BROWN-SÉQUARD. — *Journal de physiologie*, 1859.

LUYS. — *Contribution à l'étude des contractions liées à une altération du système nerveux périphérique*. (*Gazette médicale de Paris*, 1859).

LONDE. — *Recherches sur les névralgies consécutives aux lésions des nerfs*. (Thèse de Paris, 1860).

COULON. — *Fractures chez les enfants*. (Thèse, Paris, 1861).

BACHON. — *Paralysie des porteurs d'eau de Rennes*. (*France médicale*, 1er juin 1861).

CAUSARD. — *Essai sur la paralysie, suite de contusion des nerfs*. (Thèse de Paris, 1861).

PAGET. — *Clinical lectures on some cases of local paralysis*. (*Medical Times and Gazette*, 1864).

Mitchell, Morehouse et Keen. — *Gunshot wounds and other injuries of nerves.* (Philadelphie, 1864).

Beaugrand. — *Des lésions traumatiques des nerfs.* (Thèse de Strasbourg, 1864).

Annandale. — *The malformations, diseases and injuries of the fingers and toes, and their surgical treatment.* Edimburgh, 1865.

Mason Warren. — *De la névralgie consécutive aux blessures des nerfs.* (*Gazette médicale de Paris*, 1865, page 138).

Ollier. — *Nerf radial comprimé dans un canal osseux accidentel à la suite d'une fracture de l'humérus.* (*Gaz. hebd. de médecine*, 1865, page 515 et *Traité de la régénération des os*, 1867).

Bintot. — *Mémoires de médecine et de chirurgie militaires*, 1866, t. XVI, p. 157 et 230.

Magnien. — *Recherches expérimentales sur les effets consécutifs à la lésion des nerfs mixtes.* (Thèse, Paris, 1866).

Tillaux. — *Des affections chirurgicales des nerfs.* (Thèse d'agrégation, Paris, 1866).

Vulpian. — *Leçons sur la physiologie du système nerveux.* Paris, 1866.

Mougeot. — *Des troubles trophiques consécutifs aux affections des nerfs.* (Thèse de Paris, 1867.)

Paulet. — *Etude sur les suites immédiates ou éloignées des lésions traumatiques.* (*Bull. de la Soc. de chirurgie*, 1868, page 103 et *Mémoires de la Société de chirurgie*, T. IV, p. 169 à 215).

Duménil (de Rouen). — *Contributions pour servir à l'histoire des paralysies périphériques et spécialement de la névrite.* (*Gazette hebdomadaire*, 1866, page 51).

Laféron. — *Recherches sur la paralysie du plexus brachial résultant de l'usage des béquilles.* (Thèse de Paris, 1868).

Ferréol Reuillet. — *Etude sur les paralysies du membre supérieur liées aux fractures de l'humérus.* (Thèse de Paris, 1868).

A. Proust. — *Des troubles de nutrition consécutifs aux affections des nerfs.* (Arch. générales de médecine, 1869).

Lockhart-Clarke — *Diseases and injuries of nerves.* (In : *A system of surgery* de Holmes, vol. IV, London, 1870).

Callender. — *Injuries to nerves complicating joint-fractures.* (*St-Bartholomew's hospital Reports*, 1870, page 37).

Couyba. — *Des troubles trophiques consécutifs aux lésions traumatiques de la moelle et des nerfs.* (Thèse de Paris, 1871).

Larue. — *Des blessures des nerfs par armes à feu.* (Thèse, Paris, 1871).

Belleau. — *Essai sur les lésions des nerfs par coup de feu.* (Thèse, Paris, 1872).

Guenot. — *Paralysie consécutive à la compression des nerfs.* (Thèse, Paris, 1872).

Cunin. — *Des blessures des nerfs par coups de feu.* (Thèse, Paris, 1873).

Porson. — *Troubles trophiques consécutifs aux lésions des nerfs.* (Thèse, Paris, 1873).

Erichsen. — *A peculiar form of wrist-drop from paralysis of the musculo-spiral nerve in fractures of humerus.* (*The Lancet*, juillet, 1871, vol. II, page 1).

W. Ogle. — *Regarding certain influences exercised by the nervous system upon bones.* — (*St-Georges Hospital Reports*, 1871).

Letiévant. — *Traité des sections nerveuses*. (Paris, 1872).

Charcot. — *Leçons sur les maladies du système nerveux* (1re leçon). (Paris, 1872).

Vulpian. — *Recherches relatives à l'influence des lésions traumatiques des nerfs sur les propriétés physiologiques et la structure des muscles. (Archives de physiologie*, 1872).

Hayem. — *Note sur deux cas de lésions cutanées consécutives à la section des nerfs*. (Archives de physiologie, 1873).

Brown-Séquard. — *Remarques sur quelques conséquences des blessures des nerfs. (Archiv. of scientific and Pract. Medicine.*— New-York, 1873).

Duchenne (de Boulogne). — *Traité de l'électrisation localisée* (1re et 2e éditions).

Verneuil. — *De l'herpès traumatique. (Société de biologie*, 1873).

De Parades. — *Etude sur les lésions traumatiques des nerfs et leur suite.* (Thèse de Paris, 1873).

Filhol. — *Sensibilité récurrente de la main.* (Thèse de Paris,1873).

Verneuil. — *Névralgies traumatiques secondaires précoces. (Archives générales de médecine*, 1874).

Tranchant. — *Paralysie traumatique du nerf radial.* (Thèse, Paris, 1873).

Callender. — *Wounds of Nerves. (Saint-Bartholomew's hospital reports*, 1873, page 22).

Meillet. — *Des déformations permanentes de la main.* (Thèse, Paris, 1874).

Eulenburg. — *Observations de lésions des nerfs du bras par luxation de l'épaule (Berlin. Klin. Wochen*, n° 3, page 26, 1873. — *Revue des sciences médicales*, 1874, t. III, page 625).

Lagrange. — *Contribution à l'étude de la sclérodermie avec arthropathie et atrophie osseuse.* (Thèse, Paris, 1874).

Beauregard. — *Des dactylolyses.* (Thèse de Paris, 1875).

Blum. — *Des arthropathies d'origine nerveuse.* (Thèse d'agrégation de chirurgie, 1875).

Pasturaud. — *Etude sur les cals douloureux.* (Thèse de Paris, 1875).

G. Richelot. — *Anatomie des nerfs des doigts.* (Archives de physiologie, 1875).

Webber. — *Cas de lésion du nerf médian ; considérations sur la distribution de ce nerf.* (In *The Boston medical and surgical journal*, 2 décembre 1875).

Durham. — *Blessure ancienne du nerf médian avec perte de sensibilité de la main.* — (In *Guy's hospital Reports : Med. Times and Gaz.*, 26 février 1876, page 225).

Duret. — *Plaie contuse du nerf médian, troubles trophiques.* (In *Gazette médicale de Paris*, 1er janvier 1876).

Chalot. — *Lésion traumatique du nerf cubital ; troubles trophiques consécutifs.* (In *Montpellier médical*, p.489, 1876).

Hayem. — *Lésions des nerfs des membres consécutives aux amputations.* (*Bulletins de la Société anatomique*, 1876, page 230).

Edmond Owen. — *Paralysie du nerf radial, consécutive à une plaie par arme à feu ; massage et gymnastique des muscles paralysés ; amélioration rapide (The Lancet*, 1876, vol. II. p. 709).

Reclus et Fourestié. — *Section accidentelle de l'artère cubitale du nerf médian et du nerf cubital ; étude de la sensibilité de la main. (Union médicale*, janvier 1876).

César. — *Des fractures de l'épitrochlée.* (Thèse de Paris, 1876).

Duvault. — *De la distension des nerfs comme moyen thérapeutique.* (Thèse de Paris, 1876).

Terrillon. — *Contusion des nerfs radial, médian et cubital au niveau du bras.* (*Archives de physiologie,* 1877).

Wilh. Sander. — *Troubles trophiques après une lésion du nerf médian gauche.* (Berlin. Klin. Wochens, n° 37, page 546, septembre 1877. — Analyse in *Revue des Sciences médicales,* 1878, t. XI, page 631).

Ch. Richet. — *Recherches expérimentales et cliniques sur la sensibilité.* (Thèse de Paris, 1877).

Valtat. — *De l'atrophie musculaire consécutive aux maladies des articulations.* (Thèse de Paris, 1877).

Pineau. — *De quelques accidents névropathiques à distance, observés tardivement à la suite de lésions des nerfs.* (Thèse de Paris, 1877).

Fournier-Bergeron. — *Contribution à l'étude de la névrite ascendante.* (Thèse de Paris, 1878).

Talamon. — *Des lésions osseuses et articulaires liées aux maladies du système nerveux.* (*Revue mensuelle de médecine et de chirurgie,* 1878, p. 532).

Gowers. — *Arthrites consécutives à une lésion du nerf cubital ; guérison de ces arthrites coïncidant avec le retour du mouvement dans les muscles paralysés.* (*British medical journal,* 25 mai 1878, page 753).

Panas. — *Sur une cause peu connue de paralysie du nerf cubital.* (*Arch. générales de médecine,* 1878).

Eulenburg. — *Traité des maladies des nerfs.* (2° édition, Berlin, 1878).

Marchand. — *Sur la distension chirurgicale des nerfs.* (*Gazette hebdomadaire,* 1878).

G. Hayem. — *Note sur un cas de troubles trophiques avec élévation de la température, consécutifs à une plaie intéressant plusieurs branches nerveuses.* (*Archives de physiologie,* 1878, page 90).

Bouchut. — *Variété rare de trophonévrose, arthropathie noueuse, suite de lésion périphérique des nerfs de la main.* (*Gazette des hôpitaux,* 1878, n° 117).

Ledoux. — *Des atrophies de la main consécutives aux lésions du nerf cubital.* (Thèse de Paris, 1878).

Fèvre. — *Etude sur les paralysies du nerf cubital.* (Thèse de Paris, 1878).

Etienne. — *Essai sur les troubles médullaires que peuvent entraîner les lésions traumatiques des nerfs.* (Thèse, Paris, 1878).

Germain. — *Des lésions trophiques et des troubles sensitifs dans les gelures anciennes.* (Thèse de Paris, 1879).

J. Gros. — *Contribution à l'histoire des névrites* (Thèse de Lyon, 1879).

Vulpian. — *Clinique de la Charité.* Paris 1879.

Voir encore les traités classiques de pathologie externe et :

Poinsot. — *Article : nerfs. Pathologie chirurgicale.* (In *Dictionnaire de Jaccoud*).

Tripier. — *Article : Nerfs. Pathologie chirurgicale.* (In *Dictionnaire encyclopédique des sciences médicales*).

TABLE DES MATIÈRES

CHAPITRE IV.

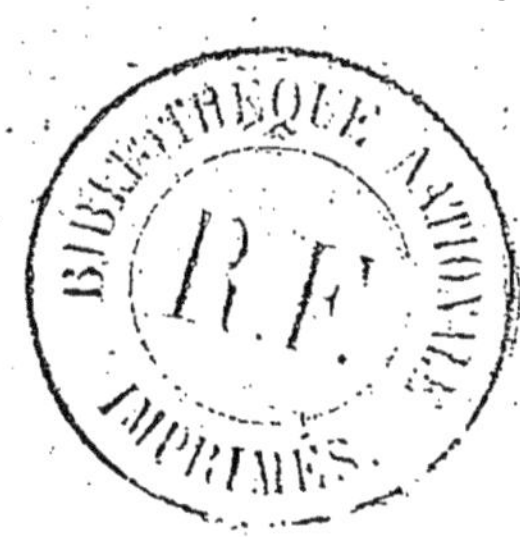

PUBLICATIONS

DU

PROGRÈS MÉDICAL

6, rue des Écoles, 6

LE PROGRÈS MÉDICAL

JOURNAL DE MÉDECINE, DE CHIRURGIE ET DE PHARMACIE

Rédacteur en chef : **BOURNEVILLE**.

Paraissant le samedi par cahier de 24 p. in-4° compacte sur 2 colonnes
Un an : 20 fr. — 6 mois, 10 fr.

Pour les étudiants en médecine : un an, 12 fr.

Les Bureaux du **Progrès médical** *sont ouverts de midi à cinq heures.*

ABADIE. Sur la valeur séméiologique de l'hémiopie dans les affections cérébrales. In-8 de 12 pages. 0 fr. 40 c. — Pour les abonnés du *Progrès*, 30 cent.

AVEZOU (J.-C.). De quelques phénomènes consécutifs aux contusions des troncs nerveux du bras et à des lésions diverses des branches nerveuses digitales (étude clinique) avec quelques considérations sur la distribution anatomique des nerfs collatéraux des doigts. Un vol. in-8 de 144 pages. — Prix : 3 fr. 50. — Pour nos abonnés, 2 fr. 50.

BALZER (F.). Contribution à l'étude de la Broncho-Pneumonie, in-8 de 84 pages, orné d'une planche en chromo-lithographie. — Prix : 2 fr. 50. — Pour les abonnés du *Progrès*, 1 fr. 75.

BÉHIER. Étude de quelques points de l'urémie (clinique, théories, expériences), leçons recueillies par H. LIOUVILLE et I. STRAUS. In-8 de 24 pages, 60 cent. — Pour les abonnés du *Progrès médical*, 40 cent.

BÉHIER. De la pellagre sporadique. Leçons faites à l'Hôtel-Dieu en 1873, recueillies par Liouville (H.) et Straus (I.). Paris, in-8 de 24 pages, 60 cent. — Pour les abonnés du *Progrès*, 40 cent.

BESSON (I.). Dystocie spéciale dans les accouchements multiples. Vol. in-8 de 92 p. — Prix : 2 fr. — Pour les abonnés du *Progrès*, 1 fr. 25.

BÉTOUS (I.). Étude sur le tabes spasmodique. In-8 de 48 pages. 1 fr. 50 — Pour les abonnés, 1 fr.

BIOT (C.). Contribution à l'étude du phénomène respiratoire de Cheyne-Stokes (avec tracés pneumographiques et sphygmographiques). Paris 1876, in-8. — Prix : 1 fr. — Pour les abonnés du *Progrès médical*, 60 c.

BITOT. Essai de topographie cérébrale par la cerebrotomie méthodique. — Conservation des pièces normales et pathologiques par un procédé particulier. Un volume in-4° de 40 pages de texte avec 7 figures intercalées et 17 planches en photographie représentant des coupes cérébrales. 1878. — Prix : 12 fr. — Pour les abonnés du *Progrès médical*, 9 fr.

BOURNEVILLE et REGNARD. Iconographie photographique de la Salpêtrière. Cet ouvrage paraît par livraisons de 8 à 16 pages de texte et 4 photo-lithographies. Douze livraisons forment un volume. Les *deux premiers volumes* sont en vente.— Prix de la livraison : 3 fr. — Prix du volume : 30 fr. —Pour les *abonnés* du *Progrès médical*, prix de la livraison, 2 fr., prix du volume, 20 fr. —Nous avons fait relier quelques exemplaires dont le texte et les planches sont montés sur onglets ; demi-reliure, tranche rouge, non rognés. — Prix de la reliure, 5 fr.

BOURNEVILLE. Science et miracle : *Louise Lateau* ou la *Stigmatisée belge*. In-8 de 72 pages avec 2 fig. dans le texte et une eau forte dessinées par P. Richer, 2 fr. 50. 2ᵉ édition, revue, corrigée et augmentée.— Prix : 2 fr. 50 — Pour nos abonnés.   1 fr. 50.

BOURNEVILLE. Mémoire sur la condition de la bouche chez les idiots, suivi d'une étude sur la médecine légale des aliénés. Paris, 1863. Gr. in-8 de 28 pages à deux colonnes. 1 fr. — Pour les abonnés du *Progrès*,   70 cent.

BOURNEVILLE. Le choléra à l'hôpital Cochin (Etude clinique). Paris, 1865. In-8 de 48 pages, 1 fr. — Pour les abonnés du *Progrès*,   70 cent.

BOURNEVILLE et TEINTURIER. G. V. Townley, ou du diagnostic de la folie au point de vue légal. Paris, 1865. In-8 de 16 pages. 0 fr. 50. — Pour les abonnés du *Progrès*,   35 cent.

BOURNEVILLE. Etudes cliniques et thermométriques sur les maladies du système nerveux. Premier fascicule : Hémorrhagie et ramollissement du cerveau. Paris 1872. In-8 de 168 pages avec 22 fig. 3 fr. 50. — Pour nos abonnés,   2 fr. 50.
Deuxième fascicule : Urémie et Eclampsie puerpérale ; Epilepsie et Hystérie Paris, 1873. In-8 de 160 pages, avec 14 fig. 3 fr. 50.—Pour nos abonnés. 2 fr. 50.

BOURNEVILLE. Recherches cliniques et thérapeutiques sur l'épilepsie et l'hystérie. In-8 de 200 pages avec 5 fig. dans le texte et 3 planches. 4 fr. — Pour nos abonnés.   2 fr. 75.

BOURNEVILLE. Notes et observations cliniques et thermométriques sur la fièvre typhoïde. In-8° compacte de 80 pages, avec 10 tracés en chromo-lithographie. 3 fr. — Pour nos abonnés,   2 fr.

BOURNEVILLE et VOULET. De la contracture hystérique permanente ou appréciation scientifique des miracles de Saint-Louis et de Saint-Médard. In-8. 2 fr. 50. — Pour nos abonnés,   1 fr. 75.

BOYER (H. Cl. de). Etudes topographiques sur les lésions corticales des hémisphères cérébraux. Un fort volume in-8 de 190 pages, avec 104 figures intercalées dans le texte et une planche. Paris, 1879. — Prix : 6 fr. pour nos abonnés,   4 fr.

BRISSAUD (E.) et MONOD (E). Contribution à l'étude des tumeurs congénitales de la région sacro-coccygienne, 1877, in-8 de 16 pages. — Prix : 50 cent. — Pour les abonnés du *Progrès*,   35 cent.

BRISSAUD. (*Voir* FOURNIER.)

BUDIN (P.). Recherches physiologiques et cliniques sur les accouchements. Paris, 1876. In-8 de 36 pages avec figures. 1 fr. —Pour nos abonnés, 65 cent.

BUDIN (P.). De la tête du fœtus au point de vue de l'obstétrique. Recherches cliniques et expérimentales. Gr. in-8 de 112 pages, avec de nombreux tableaux, dix figures intercalées dans le texte, 36 planches noires et une planche en chromo-lithographie. — Prix : 10 fr. — Pour les abonnés du *Progrès*,   6 fr.

CARTAZ (A.). Notes et observations sur le tétanos traumatique. In-8 50 cent. — Pour les abonnés du *Progrès*,   35 cent.

CHABBERT (L.). De l'anthrax des lèvres, ses complications, son traitement. Paris 1877, in-8 de 44 pages. — Prix : 1 fr. 50. — Pour les abonnés du *Progrès*,   1 fr.

CHARCOT (J.-M.). Leçons sur les maladies du système nerveux, faites à la Salpêtrière, recueillies et publiées par BOURNEVILLE. Tome I : Troubles trophiques ; — Paralysie agitante ; — Sclérose en plaques ; — Hystéro épilepsie. Paris, 1875, 2e édition. In-8 de 428 pages avec 25 figures et 10 planches en chromo-lithographie. 13 fr. — Pour nos abonnés, 10 fr.

CHARCOT (J.-M.). Leçons sur les maladies du système nerveux, faites à la Salpêtrière, recueillies et publiées par BOURNEVILLE. Tome II : *Des anomalies de l'ataxie locomotrice* ; — *De la compression lente de la moelle épinière* (mal de Pott, cancer vertébral, etc.) ; — *Des amyotrophies* (paralysie infantile, paralysie spinale de l'adulte, atrophie musculaire protopathique, sclérose des cordons latéraux, etc.). — *Tabes dorsal spasmodique* ; — *Hémichorée post-hémiplégique* ; — *Paraplégies urinaires* ; — *Vertige de Ménière* ; — *Epilepsie partielle d'origine syphilitique* ; — *Athétose* ; — *Appendice*, etc. — Prix : 14 fr. — Pour les abonnés du *Progrès médical*, 10 fr.

CHARCOT (J.-M.). Leçons sur les localisations dans les maladies du cerveau, recueillies et publiées par Bourneville. In-8 de 168 pages avec 45 figures dans le texte. — Prix : 5 fr. — Pour les abonnés, 4 fr.

CHARCOT (J.-M.). Leçons sur les maladies du foie, des voies biliaires et des reins, faites à la Faculté de médecine de Paris, recueillies et publiées par Bourneville et Sevestre. Un volume in-8 de 400 pages, orné de figures et de sept planches chromo-lithogr. — Prix : 10 fr. — Pour les abonnés du *Progrès médical*, 7 fr.

CHARCOT (J.-M.). Leçons cliniques sur les maladies des vieillards et les maladies chroniques. Un fort volume in-8 de 310 pages avec figures dans le texte et 3 planches en chromo-lithographie.—Prix cartonné à l'anglaise, 8 fr. — Pour nos abonnés, 7 fr.

CHARCOT (J.-M.)et GOMBAULT. Note sur un cas de lésions disséminées des centres nerveux observées chez une femme syphilitique. in-8° avec planches chromo-lithog.—Prix : 1 fr. — Pour les abonnés du *Progrès médical*, 70 cent.

CHARCOT (J.-M.). De l'anaphrodisie produite par l'usage prolongé des préparations arsenicales. Paris, 1864. In-8. 0 fr. 50. — Pour les abonnés du *Progrès*, 35 cent.

CHOUPPE (H.). Recherches thérapeutiques et physiologiques sur l'ipéca. Paris, 1873. In-8 de 40 pages, 1 fr. — Pour nos abonnés, 70 cent.

CORNILLON (J.). La folie des grandeurs. In-8 de 60 pages. 2 fr. 50. — Pour nos abonnés, 1 fr. 70.

CORNILLON (J.). De la contracture uréthrale dans les rétrécissements péniens. In-8° de 60 pages. 1 fr. 50. — Pour nos abonnés, 1 fr.

CORNILLON (J.). Action physiologique des alcalins dans la glycosurie. Prix : 60 c. — Pour nos abonnés, 40 cent.

CORNILLON (J.). Rapports du diabète avec l'arthritis et de la dyspepsie avec les maladies constitutionnelles. Un volume in-8 de 48 pages. — Paris, 1878. — Prix : 1 fr. 50 ; pour les abonnés du *Progrès*, 1 fr.

CUFFER. Des causes qui peuvent modifier les bruits de souffle intra et extra-cardiaques, et en particulier de leurs modifications sous l'influence des changements de la position des malades. Valeur séméiologique de ces modifications. — Prix : 1 fr. 50. — Pour nos abonnés, 1 fr.

DAREMBERG (G.). Les méthodes de la chimie médicale. In-8 de 19 pages. — Prix : 60 c. — Pour nos abonnés, 40 cent.

DEBOVE. Notes sur la méningite spinale tuberculeuse, sur l'hémiplégie saturnine et l'hémianesthésie d'origine alcoolique. Brochure in-8 de 24 pages, prix : 90 c., pour nos abonnés, 60 c.

Debove (*Voir* Liouville).

Dehenne (A.). Note sur une cause peu connue de l'érysipèle. Paris, 1874. In-8, 0 fr. 50. — Pour nos abonnés, 35 cent.

Déjerine (J.). Recherches sur les lésions du système nerveux dans la paralysie ascendante aiguë. Un volume in-8 de 66 pages. — Paris 1879. — Prix : 2 fr. — Pour nos abonnés, 1 fr. 50

Delasiauve. De la clinique à domicile et de l'enseignement qui s'y rattache, dans ses rapports avec l'assistance publique. Paris, 1877, in-8 de 16 p. Prix : 50 c. — Pour nos abonnés, 35 cent.

Delasiauve. Du double caractère des phénomènes psychiques. Prix : 50 cent. — Pour nos abonnés, 35 cent.

Delasiauve. Classification des maladies mentales ayant pour double base la psychologie et la clinique. Paris, 1877. In-8 de 24 pages. — Prix : 50 cent.

Delasiauve. Traité de l'épilepsie. Un gros volume in-8 de 560 pages. — Prix : 3 fr. 50. — Pour nos abonnés, 2 fr. 50

Delasiauve (J.). Journal de médecine mentale, résumant au point de vue médico-psychologique, hygiénique, thérapeutique et légal, toutes les questions relatives à la folie, aux névroses convulsives et aux défectuosités intellectuelles et morales, à l'usage des médecins praticiens, des étudiants en médecine, des jurisconsultes, des administrateurs et des personnes qui se consacrent à l'enseignement. Dix volumes (1860-1870). — Prix : 50 fr. — Pour les abonnés du *Progrès médical*, 40 fr.

Dransart (H.-N.). Contribution à l'anatomie et à la physiologie pathologiques des tumeurs urineuses et des abcès urineux. In-8° de 32 pages avec 1 figure. 70 cent. — Pour les abonnés, 40 cent.

Du Basty. De la piqûre des hyménoptères porte-aiguillon. Gr. in-8 de 48 pages. 1 fr. 25. — Pour les abonnés du *Progrès*, 85 cent.

Duplay (S.). Leçon sur les périarthrites coxo-fémorales, recueillie par H. Duret. In-8 de 20 pages. 60 cent. — Pour nos abonnés, 40 cent.

Duplay. Conférences de clinique chirurgicale, faites aux hôpitaux de Saint-Louis et Saint-Antoine, recueillies et publiées par Duret et Marots, internes des hôpitaux. — In-8 de 180 pages. Prix : 3 fr. 50. — Pour les abonnés du *Progrès*, 2 fr. 50.

Dupuy (L.-E.). Etude sur quelques lésions du mésentère dans les hernies In-8° de 16 pages. 50 cent. — Pour les abonnés, 35 cent.

Duret (H.). Etudes expérimentales et cliniques sur les traumatismes cérébraux. Un volume in-8° de 330 pages, orné de 18 planches doubles en chromo-lithographie et lithographie, et de 39 figures sur bois intercalées dans le texte. Paris, 1878. Premier volume, prix : 15 fr.; pour les abonnés du *Progrès médical*, 10 fr.

Ferrier. Recherches expérimentales sur la physiologie et la pathologie cérébrales. Traduction avec l'autorisation de l'auteur, par H. Duret, interne des hôpitaux. In-8° de 74 p. avec 11 fig. dans le texte, 2 fr. — Pour nos abonnés. 1 fr. 35.

Fournier (A). De la pseudo-paralysie générale d'origine syphilitique. Leçons recueillies par E. Brissaud. Paris 1878. In-8 de 24 pages. — Prix : 1 fr. — Pour les abonnés, 65 cent.

Giraldès (J.-A.). Recherches sur les kystes muqueux du sinus maxillaire. — Prix : 1 fr. 50. — Pour nos abonnés, 1 fr.

Giraldès (J.-A.). Etudes anatomiques ou recherche sur l'organisation de l'œil, considéré chez l'homme et dans quelques animaux. Paris 1836. In-4° de 83 pages avec 7 planches. — Prix : 3 fr. 50. — Pour nos abonnés, 2 fr. 50.

GIRALDÈS (J.-A.). Des luxations de la mâchoire. Paris 1844. In-4° de 50 pages avec 2 planches. — Prix : 2 fr. — Pour nos abonnés, 1 fr. 37.

GIRALDÈS (J.-A.). De l'anatomie appliquée aux beaux-arts. Cours professé à l'athénée des Beaux-Arts. Compte rendu par Mlle Lina Jaunez. Paris 1856. In-8 de 8 pages. — Prix : 50 cent.

GIRALDÈS (J.-A.). Plan général d'un cours d'anatomie appliqué aux beaux-arts. Paris 1857. In-8 de 8 pages. — Prix : 50 cent.

GIRALDÈS (J.-A.). Recherches anatomiques sur le corps innominé. Paris, 1861. In-8 de 12 pages avec 5 planches. — Prix : 1 fr. 50. — Pour nos abonnés, 1 fr.

GIRALDÈS (J.-A). De la fève de Calabar, note présentée au congrès médico-chirurgical de France tenu à Rouen le 30 septembre 1863. Paris 1864, in-8 de 8 pages avec figures. — Prix : 50 cent.

GIRALDÈS (J.-A.). Note sur les tumeurs dermoïdes du crâne. Paris 1866. In-8 de 7 pages. Prix : 40 cent.

GIRALDÈS (J.-A.). Sur un point du traitement de la périostite phlegmoneuse diffuse. Paris 1874. In-8 de 12 pages. Prix 50 cent.

GOLAY (E.). Des abcès douloureux des os. Un volume in-8 de 162 pages. — Paris, 1879. — Prix : 3 fr. 50 ; pour nos abonnés, 2 fr. 50.

GOMBAULT. Étude sur la sclérose latérale amyotrophique. — Prix : 2 fr. — Pour nos abonnés, 1 fr. 35.

HAYEM (G.). Leçons cliniques sur les manifestations cardiaques de la fièvre typhoïde, recueillies par Boudet de Paris. In-8 de 88 pages avec 5 figures. Prix : 2 fr. 50. — Pour les abonnés, 1 fr. 70.

KELSCH (A.). Note pour servir à l'histoire de l'endocardite ulcéreuse. In-8°. — Prix : 50 cent. — Pour nos abonnés, 35 cent.

LANDOLT (E.). Leçons sur le diagnostic des maladies des yeux, faites à l'école pratique de la Faculté de médecine de Paris pendant le semestre d'été de 1875, recueillies par Charpentier. Paris, 1877. In-8 de 204 pages. — Prix : 6 fr. — Pour nos abonnés, 4 fr.

LANDOUZY (L.). Trois observations de rage humaine ; réflexions. In-8° de 16 pages, 50 cent. — Pour les abonnés, 35 cent.

LAVERAN (A.) Un cas de myélite aiguë. 1876. In-8 de 13 p. 30 cent.

LAVERAN. Tuberculose aiguë des synoviales, 50 cent.

LELOIR (H.). Contribution à l'étude du rhumatisme blennorrhagique, brochure in-8 de 24 pages. — Prix : 75 c. — Pour les abonnés du *Progrès*, 50 c.

LIOUVILLE (H.) Contribution à l'étude de la paralysie générale progressive des aliénés. In-8°, 50 cent. — Pour nos abonnés, 35 cent.

LIOUVILLE (H.) Nouveaux exemples de lésions tuberculeuses dans la moelle épinière. In-8, 50 cent. — Pour nos abonnés, 35 cent.

LIOUVILLE et DEBOVE. Note sur un cas de mutisme hystérique, suivi de guérison. Paris, 1876. In-8. 30 cent.

LIOUVILLE. (*Voir* BÉHIER).

LONGUET (F.-E.-M.). De l'influence des maladies du foie sur la marche des traumatismes. In-8 de 124 pages, 4 fr. — Prix pour nos abonnés : 2 fr. 75.

MANUEL DE LA GARDE-MALADE ET DE L'INFIRMIÈRE, publié sous la direction du Dr Bourneville, par MM. Blondeau, de Boyer, Ed. Brissaud, H. Duret, G. Maunoury, Monod, Poirier, P. Regnard, Sevestre et P. Yvon, rédacteurs du *Progrès médical*. — Ouvrage formant trois volumes in-16. — 1er volume : *Anatomie et Physiologie*, 180 pages, 8 figures. Prix : 2 fr.

2ᵉ volume : *Pansements*, 316 pages, 60 gravures, prix : 3 fr. 50.

3ᵉ volume : *Administration des Médicaments*, 160 pages, prix : 2 fr. — Pour nos abonnés, 1 ouvrage complet, broché. prix   5 fr.

Nous avons fait faire un élégant cartonnage anglais pour chacun des trois volumes du Manuel. — Prix par volume 75 c., l'ouvrage complet, 2 fr.

Marcano (G.) Des ulcères des jambes entretenus par une affection du cœur. In-8. 1 fr. 25. — Pour nos abonnés.   85 cent.

Marcano (G.). De l'étranglement herniaire par les anneaux de l'épiploon. Paris, 1872. In-8 de 8 pages. — Prix :   30 cent.

Marcano. De la psoïte traumatique, in-8° de 160 pages. — Prix : 3 fr. — Pour les abonnés,   2 fr.

Marcano. Notes pour servir à l'histoire des kystes de la rate. — Prix : 60 cent. — Pour nos abonnés,   40 cent.

Marsat (A.). Des usages thérapeutiques du *nitrite d'amyle*. In-8 de 48 pages. 1 fr. 25. — Pour nos abonnés,   85 cent.

Maunoury (G.). Les hôpitaux-baraques et les pansements antiseptiques en Allemagne. Paris 1877, in-8 de 20 pages. — Prix : 1 fr. — Pour les abonnés du *Progrès*,   70 cent.

Miot (C.). De la myringodectomie ou perforation artificielle du tympan. In-8 de 169 pages avec 16 figures intercalées dans le texte. — Prix : 3 fr. 50 — Pour les abonnés du *Progrès médical*,   2 fr. 50.

Miot (C.). De la Ténotomie du muscle tenseur du tympan. Volume in-8° de 56 pages orné de 11 figures intercalées dans le texte. Paris, 1878. Prix : 1 fr. 50 ; pour les abonnés du *Progrès*,   1 fr.

Onimus. Des applications chirurgicales de l'électricité. Leçons recueillies par Bonnefoy. In-8 de 16 pages, avec 4 figures, 60 c. — Pour nos abonnés. 40 cent.

Ory (E). Maladies de la peau. Notes de thérapeutique, recueillies aux cliniques dermatologiques de M. le professeur Hardy, à l'hôpital St-Louis. Paris, 1877. In-8 de 40 pages. — Prix : 1 fr. — Pour nos abonnés, 70 cent.

Oulmont (P.). Etude clinique sur l'athétose. Paris, 1878. In-8 de 116 pages avec figures. — Prix : 3 fr. — Pour nos abonnés,   2 fr.

Parrot. Cours d'histoire de la médecine. Leçon d'ouverture du 21 novembre 1876. Paris, 1877. In-8 de 20 pages. — Prix : 60 c. — Pour nos abonnés,   40 cent.

Pasturaud (D.). Etude sur les cals douloureux. In-8 de 64 pages. 2 fr. — Pour nos abonnés.   1 fr. 35.

Pathault (L.). Des propriétés physiologiques du Bromure de Camphre et de ses *usages thérapeutiques*. In-8 de 48 pages, 1 fr. 50. — Pour nos abonnés, 1 fr.

Peltier (G.). De la triméthylamine et de son usage dans le traitement du rhumatisme articulaire aigu. In-8 compacte de 34 pages, 60 cent. — Pour nos abonnés,   40 cent.

Peltier (G.). Etude sur la cécité congénitale. Paris, 1869. In-8 de 36 pages. — Prix : 1 fr. — Pour nos abonnés,   70 cent.

Peltier (G.). L'ambulance n° 5. Paris, 1871. In-8 de 110 pages. 1 fr.

Pitres (A.). Recherches sur les lésions du centre ovale des hémisphères cérébraux, étudiées au point de vue des localisations cérébrales. Paris, 1877. In-8 de 148 pages, avec deux planches chromo-lithographiques. — Prix : 4 fr. — Pour les abonnés du *Progrès Médical*,   2 fr. 70.

Poinsot (G.). Contribution à l'histoire clinique des tumeurs du testicule, brochure in-8 de 28 pages. Prix : 1 fr. ; pour nos abonnés,   70 cent.

QUESTIONNAIRE pour le 1er examen de doctorat. Recueil de séries d'examens subis récemment (en 1876) à la Faculté de médecine de Paris, indiquant : 1° La composition du jury pour chaque série; 2° La préparation anatomique de chaque candidat ; 3° Les questions orales auxquelles le candidat a dû répondre ensuite; 4° Enfin le résultat de l'examen dans chaque série; suivi de questions sur les accouchements, recueillies au cinquième examen de doctorat et aux examens de sage-femme. Paris, 1876. In-16 de 91 pages. — Prix : 1 fr. — Pour nos abonnés,   70 cent.

RANVIER (L.). Leçon d'ouverture du cours d'anatomie générale au Collège de France. Paris, 1870. In-8 de 16 pages. — Prix, 60 c. — Pour nos abonnés,   40 cent.

RAYMOND (F.). Etude anatomique, physiologique et clinique sur l'hémichorée, l'hémianesthésie et les tremblements symptomatiques. In-8 de 140 pages avec figures dans le texte et 3 planches. 3 fr. 50. — Pour les abonnés,   2 fr. 50.

RECLUS (P.). Du tubercule du testicule et de l'orchite tuberculeuse. In-8 de 212 pages avec 5 planches en chromo-lithographie, 5 fr. — Pour nos abonnés,   4 fr.

RECLUS (P.). De l'épithélioma térébrant du maxillaire supérieur. Paris, 1876. In-8 de 4 pages. — Prix :   20 cent.

RECLUS (P.). La fontaine d'Ahusquy, brochure in-8 de 30 pages. — Prix: 1 fr. — Pour les abonnés,   70 c.

RECLUS (P.). Des ophthalmies sympathiques. Un fort volume in-8 de 210 pages. — Prix : 5 fr. pour les abonnés du *Progrès médical*,   4 fr.

REGNARD (P.). Recherches expérimentales sur les variations pathologiques des combustions respiratoires. Un fort volume in-8° de 394 pages, enrichi de 100 gravures dans le texte. — Paris, 1879. — Prix : 10 fr.; pour les abonnés,   7 fr.

RIBEMONT (A.). Recherches sur l'insufflation des nouveau-nés et description d'un nouveau tube laryngien. Un volume in-8 de 40 pages et 8 planches. — Paris, 1878. — Prix : 3 fr. 50 ; pour nos abonnés,   2 fr. 50

ROQUE (F.). Des dégénérescences héréditaires produites par l'intoxication saturnine lente. Paris, 1872. In-12 de 15 pages. — Prix :   30 cent.

ROSAPELLY (Ch. L.). Recherches théoriques et expérimentales sur les causes et le mécanisme de la circulation du foie. Un volume in-8 de 76 pages orné de 24 figures. — Prix : 3 fr.; pour nos abonnés,   2 fr.

SCHÉMAS pour relever à l'autopsie les lésions cérébro-spinales. Feuille carrée contenant 13 figures. — Prix :   20 cent.

SEGUIN (E.-C). Registre memento d'observations, pour conserver toutes les observations faites au lit du malade. Paris, 1878. — Prix :   60 cent.

STRAUS. (*Voir* BÉHIER.)

TARNIER. De l'influence du régime lacté dans l'albuminurie des femmes enceintes et de son indication.   50 cent.

THAON (L.). Recherches cliniques et anatomo-pathologiques sur la tuberculose. Grand in-8° de 112 pages, avec 2 planches en chromo-lithographie, 4 fr. 50. — Pour nos abonnés,   3 fr.

THAON (L.). Clinique climatologique des maladies chroniques. — 1er fascicule : phthisie pulmonaire. Un volume grand in-8 de 164 pages, avec 2 planches de tracés de température. Paris 1877. — Prix : 4 fr.; pour les abonnés,   2 fr. 75

TEINTURIER (E.). Les Skoptzy, étude médico-légale sur une secte religieuse russe dont les adeptes pratiquent la castration. — Un joli volume in-12 orné de gravures représentant les différents modes de castration employés par ces fanatiques. — Prix : 1 fr. 50. — Pour les abonnés du *Progrès médical*, 1 fr.

TERRILLON. Des troubles de la menstruation après les lésions chirurgicales ou traumatiques. In-8 de 22 pages, 60 cent. — Pour les abonnés, 40 cent.

TERRILLON. Contribution à l'étude des gommes syphilitiques du testicule ou sarcocèle gommeux. — Prix : 50 c. — Pour nos abonnés, 35 cent.

TRÉLAT (U.). Leçons de clinique chirurgicale, professées à l'hôpital de la Charité (1875-1876), recueillies et rédigées par A. Cartaz. Paris, 1877. In-8 de 127 pages. — Prix : 3 fr. — Pour nos abonnés, 2 fr.

VILLARD (F.). De l'aphasie ou la perte de la parole et de la localisation du langage articulé, par le Dr Batman, traduit de l'anglais par F. Villard Un volume in-8° de 128 pages. Paris, 1870. Prix : 2 fr.; pour les abonnés, 1 fr. 25.

VILLARD (F.). Notice hygiénique et médicale sur l'Attique. Brochure in-8 de 30 pages. Prix : 1 fr. Pour nos abonnés, 70 cent.

LE PROGRÈS MÉDICAL : tome I (1873), épuisé. — Tome II (1874), épuisé. — Tome III (1875), vol. in-4° de 800 pages avec 50 figures, prix 16 fr. — Tome IV (1876), vol. in-4° de 960 pages, prix 16 fr. — Tome V (1877), vol. in-4° de 1100 pages, prix : 20 fr. — Tome VI (1878), vol. in-4 de 1020 pages, prix 20 fr.

Les Bureaux du PROGRÈS MÉDICAL sont ouverts de midi à 5 heures

(DIMANCHES ET FÊTES EXCEPTÉS)

VERSAILLES. — CERF ET FILS, IMPRIMEURS, RUE DUPLESSIS, 59.

9 782014 055344